U0243999

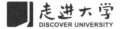

走进大学
DISCOVER UNIVERSITY

什么是中医学？

WHAT
IS
TRADITIONAL CHINESE MEDICINE？

贾春华　李　湛　编著

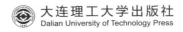

大连理工大学出版社
Dalian University of Technology Press

图书在版编目(CIP)数据

什么是中医学？/ 贾春华，李湛编著. -- 大连 ：
大连理工大学出版社，2022.7
ISBN 978-7-5685-3808-4

Ⅰ．①什… Ⅱ．①贾… ②李… Ⅲ．①中医学－普及
读物 Ⅳ．①R2-49

中国版本图书馆 CIP 数据核字(2022)第 070462 号

什么是中医学？　SHENME SHI ZHONGYIXUE？

出 版 人：苏克治
责任编辑：于建辉　　白　璐
责任校对：杨　书
封面设计：奇景创意

出版发行：大连理工大学出版社
　　　　　（地址：大连市软件园路 80 号，邮编：116023）
电　　话：0411-84708842（发行）
　　　　　0411-84708943（邮购）　0411-84701466（传真）
邮　　箱：dutp@dutp.cn
网　　址：http://dutp.dlut.edu.cn

印　　刷：辽宁新华印务有限公司
幅面尺寸：139mm×210mm
印　　张：5.125
字　　数：86 千字
版　　次：2022 年 7 月第 1 版
印　　次：2022 年 7 月第 1 次印刷
书　　号：ISBN 978-7-5685-3808-4
定　　价：39.80 元

出版者序

　　高考,一年一季,如期而至,举国关注,牵动万家! 这里面有莘莘学子的努力拼搏,万千父母的望子成龙,授业恩师的佳音静候。怎么报考,如何选择大学和专业,是非常重要的事。如愿,学爱结合;或者,带着疑惑,步入大学继续寻找答案。

　　大学由不同的学科聚合组成,并根据各个学科研究方向的差异,汇聚不同专业的学界英才,具有教书育人、科学研究、服务社会、文化传承等职能。 当然,这项探索科学、挑战未知、启迪智慧的事业也期盼无数青年人的加入,吸引着社会各界的关注。

在我国,高中毕业生大都通过高考、双向选择,进入大学的不同专业学习,在校园里开阔眼界,增长知识,提升能力,升华境界。而如何更好地了解大学,认识专业,明晰人生选择,是一个很现实的问题。

为此,我们在社会各界的大力支持下,延请一批由院士领衔、在知名大学工作多年的老师,与我们共同策划、组织编写了"走进大学"丛书。这些老师以科学的角度、专业的眼光、深入浅出的语言,系统化、全景式地阐释和解读了不同学科的学术内涵、专业特点,以及将来的发展方向和社会需求。希望能够以此帮助准备进入大学的同学,让他们满怀信心地再次起航,踏上新的、更高一级的求学之路。同时也为一向关心大学学科建设、关心高教事业发展的读者朋友搭建一个全面涉猎、深入了解的平台。

我们把"走进大学"丛书推荐给大家。

一是即将走进大学,但在专业选择上尚存困惑的高中生朋友。如何选择大学和专业从来都是热门话题,市场上、网络上的各种论述和信息,有些碎片化,有些鸡汤式,难免流于片面,甚至带有功利色彩,真正专业的介绍尚不多见。本丛书的作者来自高校一线，他们给出的专业画像具有权威性，可以更好地为大家服务。

二是已经进入大学学习，但对专业尚未形成系统认知的同学。大学的学习是从基础课开始，逐步转入专业基础课和专业课的。在此过程中，同学对所学专业将逐步加深认识，也可能会伴有一些疑惑甚至苦恼。目前很多大学开设了相关专业的导论课，一般需要一个学期完成，再加上面临的学业规划，例如考研、转专业、辅修某个专业等，都需要对相关专业既有宏观了解又有微观检视。本丛书便于系统地识读专业，有助于针对性更强地规划学习目标。

三是关心大学学科建设、专业发展的读者。他们也许是大学生朋友的亲朋好友，也许是由于某种原因错过心仪大学或者喜爱专业的中老年人。本丛书文风简朴，语言通俗，必将是大家系统了解大学各专业的一个好的选择。

坚持正确的出版导向，多出好的作品，尊重、引导和帮助读者是出版者义不容辞的责任。大连理工大学出版社在做好相关出版服务的基础上，努力拉近高校学者与读者间的距离，尤其在服务一流大学建设的征程中，我们深刻地认识到，大学出版社一定要组织优秀的作者队伍，用心打造培根铸魂、启智增慧的精品出版物，倾尽心力，服务青年学子，服务社会。

"走进大学"丛书是一次大胆的尝试，也是一个有意义的起点。我们将不断努力，砥砺前行，为美好的明天真挚地付出。希望得到读者朋友的理解和支持。

谢谢大家！

苏克治

2021 年春于大连

自　序

自 1979 年步入中医学殿堂，转瞬已 43 载。43 年间，朝斯夕斯，念兹在兹。因而，当大连理工大学出版社邀请我编写《什么是中医学？》一书时，我便欣然应允了。

什么是中医学？用寥寥数万字概括一个跨越了两千多年的事物，其实是很困难的。现今，大家耳熟能详的说法是"中国医药学是一个伟大的宝库"。既为宝库，库中存放的就不应只是一件宝贝，而应当是不同时代医者经验的宝物。因而我在《金匮传习录》中对中医学有了下面一段陈述。中医学是一门复杂的学科，是两千多年来优秀中医学家经验的汇集。它带有时代的印痕，包含不同时期、不同特色的理论。一个未必恰当的比喻是，中医学的头在秦汉，躯干在隋唐，五脏在金元，六腑在明清，四肢与皮肤在现代。不同时期的医学有如长江水质,青海、西藏段的水质与江苏、上海段的水质,有明显的不同。处理中医学面临的传统与现代问题,可参照物理学处理经典物理学与现代物理学的方法。

本书之撰写,力图反映中医学概貌,确保阐述中医理论之准确性,保持中医学之系统性,并着眼于书稿的通俗性与趣味性。本书由以下部分构成:中医学的多维面孔,概括了中医学的学科特性及其与现代医学的差异;解码中医学的方法与工具,介绍了中医理论体系的哲学基础;中医学视野下的人体,阐释了中医学家如何通过隐喻认知的方法认识生命与人体结构;中医学如何诊断疾病,呈现了中医望闻问切的诊病手段与辨证方法;中医学治疗疾病的原则与方法,简介中医未病先防、既病防变的原则与汗、吐、下、和、温、清、补、消之八法;中医学的传承与创新,简要描述了现代中医教育的发展历程;学好中医学能做什么,介绍了中医院校毕业生的就业走向。

感谢大连理工大学出版社的信任,感谢合作者李湛,若没有我的这位博士研究生参与,恐怕我会将这本"是什么"的书,写成中医学的浓缩版。

贾春华

2022 年 5 月

目　录

中医学的多维面孔 / 1

朴素辩证的医学科学 / 4

中国文化的重要组成 / 7

中医学与现代医学 / 10

解码中医学的方法与工具 / 13

中医学如何认识生命 / 14

精气学说 / 19

阴阳学说 / 21

五行学说 / 24

中医学视野下的人体 / 27

五脏六腑各司其职 / 28

心者,君主之官,神明出焉 / 29

肺者,相傅之官,治节出焉 / 30

肝者,将军之官,谋虑出焉 / 31

脾胃者,仓廪之官,五味出焉 / 32

肾者,作强之官,伎巧出焉 / 33

胆者,中正之官,决断出焉 / 34

小肠者,受盛之官,化物出焉 / 35

大肠者,传导之官,变化出焉 / 35

膀胱者,州都之官,津液藏焉 / 36

三焦者,决渎之官,水道出焉 / 36

精、气、血、津液:生命活动的物质基础 / 37

无形之气 / 37

有形之血 / 41

津与液 / 43

看不见的经络和腧穴 / 44

经络学说的形成 / 47

经络系统概述 / 49

腧穴的形成与分类 / 51

中医学如何诊断疾病 / 55

望闻问切,四诊合参 / 56

细致入微地观察 / 58

听声音,嗅气味 / 67

询问患者的感觉 / 69

摸脉就能知百病？/ 75

八纲——辨证的总纲 / 81

表里 / 82

寒热 / 84

虚实 / 85

阴阳 / 87

脏腑辨证 / 88

中医学治疗疾病的原则与方法 / 92

不治已病治未病 / 93

未病先防：预防是第一要义 / 95

既病防变：阻断疾病的进展 / 98

瘥后防复：病愈后也应审慎 / 99

八种基本治法 / 100

汗法 / 101

吐法 / 102

下法 / 102

和法 / 102

温法 / 103

清法 / 103

补法 / 104

消法 / 105

良药苦口利于病 / 105

　　药食同源 / 107

　　源于烹饪的中药炮制法 / 110

　　制方用药 / 115

　针灸与推拿 / 119

中医学的传承与创新 / 122

　中医教育的发展历程 / 123

　中医学类专业设置与主要课程 / 127

　历久弥新的中医学 / 129

　　中医药现代化研究 / 131

　　疫情中的亮眼表现 / 134

学好中医学能做什么 / 137

　本科生毕业去向 / 138

　悬壶济世 / 139

　科研学术 / 141

参考文献 / 143

后　记 / 145

"走进大学"丛书书目 / 147

中医学的多维面孔

> 医病非难，难在疑似之辨。不可人云亦云，
> 随波逐流，误人匪浅。
>
> ——王肯堂

什么是中医学？就好像人们常说的"一千个观众眼中有一千个哈姆雷特"一样，中医学的内涵和范畴，即使在专业人士如中医从业者或中医学生之中，也存在千变万化的认识。这种现象实属正常，毕竟言说者的学术背景、政治立场、观察角度和评价标准都会导致不同见解的产生，而中医学的包容又让它们的流传和传播成为可能。

从宏观层面来看，或许是受到了近现代中国时代变迁的影响，中医学这一名词，并没有太悠久的历史，这一称谓的出现，只是为了区别于19世纪初从西方传入的现

代医学。现代医学极大地影响了人们对中医的理解，或者说看待中医的方式。在救亡图存的特殊时代背景下，相当一部分中医学家开始在不同程度上，用现代医学的理论体系和思维方式来解读和研究中医学。虽这种行为不尽合理，但从某种意义上说，这些诠释却再次丰富了中医学。

此外，中医学自身内容的复杂，使得人们难以对其进行全面而精准的概括，现有的多种定义也无法令所有人信服。正如苏轼所说："横看成岭侧成峰，远近高低各不同。"观察事物的角度不同，会得到不同的结论。人类的认识无疑是有局限性的，对于个体来说，面对如中医学一样源远流长、广博精深的学问，恐怕永远也无法把握其全貌，识得其"真面目"，中医学也因此变幻出多维的面孔。

本书归纳各种代表性观点后认为：

作为一种主要研究强身去病的学问，中医学首先是一种医学。

中医学范式多属于博物学的范式，与以还原论和实验方法为主要特征的现代医学不同，其更强调知识和经验的累积。

在中医学与现代医学两种医学语言的互译中，不存在一个简单的可以套用的公式，而中医学的批评者们很多没有中医学知识和医疗经验，多站在还原性科学的立场，应用18世纪后形成的科学标准评判中医学，或以现代医学的范式衡量中医学。

如果从生命科学的角度审视中医学，基于物理、化学和生物等学科的方法并不能揭示生命的全部奥秘；而用系统论、复杂性科学和整体论探讨中医学，则会发现中医学描述的人体生命，是一个以相似性为主要特征的隐喻世界。中医学中的诸多概念和术语，都取自古人眼里的自然和社会中的其他事物，中医学因此与中国文化紧密相连。

中医学语言是一种基于隐喻认知的语言，中医学的逻辑是一种旨在发现而不重证明的逻辑，中医学的理论与经验更多的是源于人们的"生活世界"。

就像前面一再强调的那样，上文中的五个观点，同样不可避免地夹杂了作者的个人偏好，后面章节中的内容也会不时地涉及这些观点。我们会尽可能客观地罗列中医学的事实，希望这些事实能够帮助读者形成一个初步的、立体的、属于自己的关于中医学的认识。

▶▶ 朴素辩证的医学科学

中医学已有数千年的历史，是中华民族长期与疾病做斗争的经验总结。2001年，在跨湖桥新石器时代（距今7 000～8 000 年）遗址中，考古学家发现了一件稍有残缺的小陶釜，器内盛有一捆植物茎枝，推测其为因烧裂而被先民丢弃的煎药器具，说明早在史前期，人们便认识到植物的药用价值，进行了煎服草药的医疗实践。

西汉哲学著作《淮南子》中载神农"尝百草之滋味……一日而遇七十毒"。2011 年，复旦大学现代人类学教育部重点实验室主任李辉的研究团队发现，中国人体内有一种被称为 TAS2R16 的苦味基因，它所编码的受体专门针对植物中常见的吡喃葡萄糖苷类毒素，换句话说，这种基因能够辨识出哪些苦味的植物有毒。据李辉教授说，他们利用 DNA 技术对基因片段进行分析，推测出 TAS2R16 是在 5 000～6 000 年前受到自然选择的。这一时期即神农尝百草的传说发生的时期。当时社会人口增长迅速，却缺少食物和治疗疾病的方法，导致很多人都去"尝百草"，造成了对苦味基因 TAS2R16 的自然选择。这一研究表明，"神农"虽然未必存在，"尝百草"倒是确有其事，也正是在这一时期，古人积攒了零碎但丰富的药物经验。汉代托名神农所著的《神农本草经》,是我国第一部药物学专著,书中将365种药物分为上、中、下三品,并提出了辨证用药的思想。由此可见,中医学既有经验医学的一面,也有理论指导实践的一面。

战国至秦汉时期的《黄帝内经》《难经》《伤寒杂病论》《神农本草经》等中医学典籍的问世,标志中医学的大致理论结构已基本成形,其中,又以《黄帝内经》一书为中医学理论的基础。卫生部"十二五"规划教材《中医基础理论》给出的中医学概念是:中医学,是我国劳动人民在长期的生产生活实践和与疾病抗争的实践中产生的一门研究人体生理、病理、疾病的诊断、防治及养生康复等理论和方法的独具特色的医学科学。

现多认为,中医学的独特理论体系,是在我国古代朴素的唯物辩证法思想的指导下产生的。先秦时期的传统典籍《周易》中说:"一阴一阳之谓道。"老子在《道德经》中说:"有无相生,难易相成,长短相形,高下相倾,音声相和,前后相随。"这些都体现出事物对立统一、相互转化的辩证法思想,且在中医学的阴阳学说等理论中有着明确的体现。

作为学科的中医学属于自然科学的范畴,是一门以

中医学的多维面孔

自然科学知识为主体的医学科学。在古代,中医学在形成发展的过程中,始终受到同时代天文学、气象学、地理学、农学等其他自然科学的影响。在现代,中医学则受到物理学、生物学、现代医学等自然科学的深刻影响。一代代中医学家广泛吸收各种知识,积极投身于研究人体生命现象和疾病防治方法的事业之中。

伴随西方医学的传入,现代医学异军突起,人们也开始重新审视已有数千年传统的中医学。关于中医学是否科学的大讨论,几乎持续了一个世纪。需要说明的是,中医学理论不是杂乱无章的,而是环环相扣、相互关联的,共同体现出古代医家对于人体生命的认识。尽管现在的人们普遍将中医学中的观点当作哲学性或概念性事实,而非经验性事实,如中医学所说的气血津液、阴阳偏盛等,更有甚者直接将中医学等同于玄学。殊不知在自然科学史上,彼时的经验性事实常常在多年后被证实为哲学性、概念性事实,二者之间绝非泾渭分明。换句话说,古人有充足的理由相信中医学理论提出的观点就是经验性事实,即关于人体世界的真实、准确的认识,而许多我们现在视作理所当然的经验性事实,也已被最新的物理学证据证实为哲学性、概念性事实。

古希腊的亚里士多德大致与春秋战国时期的诸子百

家处于同一时代,他提出的地心说、地球是静止的等观点同样早已被开普勒、伽利略等科学家提出的日心说观点取代,因为后者可以更好地解释、预测天文学中的现象。时代的局限性并不影响西方人尊称他为伟大的哲学家和科学家,那么在经历了长期医疗实践的检验,拥有强大生命力,有效填补了现代医学的不足,时至今日还在为人民的生命健康做出巨大贡献的中医学面前,我们又有什么资格否定它的科学性呢?又怎么能将中医学弃如敝屣呢?

▶▶ 中国文化的重要组成

中医学的与众不同之处在于,它不仅是一门自然科学,还具有浓厚的中国文化色彩,不仅与多种自然科学学科交融,还包含了人文社会科学的许多知识。

春秋战国是我国历史上思想文化光辉灿烂、群星闪耀的时代,这一时期出现了百家争鸣,学术氛围盛况空前,中医学的理论体系也悄然成形。中医学深受中国古代哲学的影响,其中的精气学说、阴阳学说和五行学说等说理工具,都源自诸子百家的哲学理论。这三种学说的具体内容及其在中医学中的应用将在下一章中逐一介绍。

中医学中随处可见中国古代哲学的身影。以儒家的中庸思想为例，这一思想出自《论语》，后子思作《中庸》一书，将中庸定为道德行为的最高标准。宋代理学家朱熹注释说："中者，不偏不倚，无过不及之名。庸，平常也。"中医学认为，人体的阴阳只有保持相对的平衡，才不会引发疾病，如《黄帝内经》所说："阴平阳秘，精神乃治。"如果平衡被打破，在治疗生病之人时，则须"谨察阴阳所在而调之，以平为期"。这无疑是中庸，或称"致中和"思想的体现。

古有"黄老之学"和"医道同源"的说法，中医理论之中确实也蕴含着丰富的道家文化。比如，《黄帝内经》中的"为无为之事，乐恬憺之能"等养生原则，就与道家"无为而无不为"，遵循自然之理，顺应自然运行，不做不必要之事，做好应做之事的行事准则如出一辙。又如"恬淡虚无，真气从之，精神内守，病安从来"一句，"恬淡虚无"本身便为道家所推崇的养生根本途径。

中医学诞生于中国传统文化的富饶土壤之中，而中医学同样也成为中国传统文化不可或缺的一部分。古代文人大多对中医医理有所了解，因此常借用中医理论来进行文学评论。如苏门六君子之一李廌在《答赵士舞德茂宣义论宏词书》中说："文章之无气，虽知视听臭味，而血气不充于内，手足不卫于外，若奄奄病人，支离憔悴，生意消削。文章之无韵，譬之壮夫，其躯干枵然，骨强气盛，而神气昏懵，言动凡浊，则庸俗鄙人而已。"这是将文章比作人，用中医学中的血气不足、神气昏懵等病理表述来论述文章缺乏主题、思想和韵味后的空虚浅薄。

又如清代文学家张潮，给四书、五经、诸史、诸子、诸集、释藏、道藏、小说、传奇都安上了各自的性味、疗效和副作用，名曰《书本草》。以四书为例，"有四种，曰《大学》，曰《中庸》，曰《论语》，曰《孟子》。俱性平，味甘，无毒，服之清心益智，寡嗜欲。久服令人醉面盎背，心宽体胖"。这篇短文令人莞尔，又使读者能够很好地理解作者对于各种书籍的看法，不失为将中医理论用于文学评论之中的佳作。

古代称医术为"仁术"，还有"医者仁心"一词，无不体现出医学与道德的深层次关联。唐代药王孙思邈在其《大医精诚》一文中详细论述了医德，在中医学界可谓人尽皆知——当西医专业的学生在入学时宣读《希波克拉底誓言》时，中医专业的学生则宣读《大医精诚》。这篇文章告诫医者必须用心钻研医术，应"博极医源，精勤不倦"，还要具备高尚的医德，拥有"见彼苦恼，若己有之"的同理心，"誓愿普救含灵之苦"，对待患者应以平等之心，

中医学的多维面孔

不问尊卑，更不可"恃己所长"，妄想通过治病救人捞取钱财。此外，《大医精诚》中还提出了"杀生求生，去生更远"的观念，旨在呼吁人们尊重动物的生命，尽可能不用血肉有情之品入药，这中间蕴含的人道主义精神是远超时代的，孙思邈笔下的"大慈恻隐之心"值得每一个人去体悟。

▶▶ 中医学与现代医学

在本章的开头我们曾经说过，中医学和现代医学具有不同的范式。范式是美国科学哲学家托马斯·库恩在《科学革命的结构》中提出的概念，指一种理论体系或理论框架，且其理论中的法则与定律被从事该理论相关研究的专业人士普遍接受。库恩认为，"科学革命"或称"范式转换"是一种突变，会产生与原有理论体系完全不同的新体系，并往往会取代旧体系。如从亚里士多德世界观到牛顿世界观再到相对论和量子理论世界观，每次转变都是一次科学革命。

现代医学起源于 17 世纪科学革命后的欧洲。解剖学的发展使得人们对人体器官有着越来越清晰的认识；显微镜的发明和使用促进了人们对细胞和细菌的认识；近年来发展的基因研究则为揭开生命的奥秘提供了有力的工具。不难发现,就像"更高、更快、更强、更团结"的奥林匹克格言一样,现代医学也始终有着自己的努力方向,即更小、更精确,这也正是还原论的思想。还原论认为,复杂的系统、事物和现象可以被拆解成各部分来进行理解和描述,与处处强调整体观念的中医学大相径庭。

中医学的整体观念不仅包括人体是有机的整体,还包括人与自然、社会的统一。《黄帝内经》提出,医者要"上知天文,下知地理,中知人事"。中医学在防治疾病时,也不会仅着眼于一处,而是强调因人、因地、因时制宜。这些观念我们现在或许早就习以为常,但其实现代医学直到 20 世纪 70 年代,才开始关注社会环境对患者的影响,才有学者提出个体化用药。对于一个范式来说,修补外围较为简单,从核心思维开始的转变则往往意味着整个理论体系的崩塌。西医学的这些改变也并非由于核心思维方式发生了变化,而是对现有表层缺陷或不足的改善;是在旧衣服上打补丁,而非换上一件新衣服。

对医学史稍有了解的人都会知道,现代医学的前身并不是中医学,而是古希腊医学,中医学实际上并没有经历过科学革命,也不曾被现代医学完全替代或推翻。现代医学之于中医学与中国,更像是一个不请自来的帮手,虽然略显唐突,但也为主人家做出了很多贡献。中医学与现代医学是有着不同范式的两种医学科学,理论体系没有孰高孰低,治疗疾病也各有优势。对待二者的最佳方式,就是推动中西医学相互补充、协调发展,从而为人们提供更加优质的健康服务。

解码中医学的方法与工具

医之为学，其道博，其义深，其书浩瀚，其要
不过阴阳五行而已。

——楼英

在此之前，我们已对中医学的医学与文化属性进行
了简单的介绍，并且分析了它与现代人所熟悉的现代医
学在本质上的不同，尽管二者的目的是一样的——守护
人类的健康。

想要更加深入地了解中医学，则须理解中医学的基
础思维和搭建理论的工具。本章将具体阐释中医学的思
维方式和三种主要的说理工具：精气学说、阴阳学说和五
行学说。这三种学说原本各自独立，后来在发展的长河
中逐渐融合，并被古代医家用于解释人体的生理功能和

病理变化,指导临床实践,从而逐渐形成以"气－阴阳－五行"学说为基础的中医学理论体系。

下面让我们从认识生命的角度切入,并在回答这一问题的过程中感受中医学独特的思维方法。

▶▶ 中医学如何认识生命

思维是人类具有的高级认识活动。按照信息论的观点,思维是对新输入信息与脑内储存知识经验进行的一系列复杂的心智操作过程。在中国,思维科学研究的兴起大约始于 20 世纪 90 年代,以钱学森先生 1984 年出版的《关于思维科学》为标志。目前医学界普遍认为西医学以还原论的逻辑思维为主,重视还原分析;而中医学则以象思维为主,重视归纳和综合。

象思维是近年来中医思维领域研究的热点,其特征也受到人们的关注。我们在上一章中曾说,与中医学有关的许多认识都无法达成彻底的共识,同样地,中医学界目前对象思维的认识也尚未统一,对中医学思维特点的认识也不尽相同。比如,有人认为象思维的基本特征为有象性、整体动态性、非逻辑性和直觉体悟性;有人认为可以将象思维的特点概括为形象性、整体性、直观性、全息性、动态性、时序性、创生性和或然性等。

不过在谈论象思维时，人们大多还是会引用刘长林、王树人两位研究员对其的定义和认识：刘长林从思维客体的角度定义象思维，认为象思维就是研究客体现象层面整体规律的思维方法；王树人则主要从思维目标的角度定义象思维，认为象思维是借助象的流动与转化，以达到与宇宙整体之象或"道"一体相通的把握。简单来说，象思维是以物象（自然界或社会中的客观事物）为基础，从意象（客观事物在人主观意识中的显现）出发类推事物规律的思维过程，也就是中医学上常说的取象比类。

中医学为什么会选择这样的方式来认识生命呢？究其缘由，中医学诊疗活动的产生源于古人与环境的生存抗争，疾病在给人们带来巨大威胁与伤害的同时，也让他们积累了大量的医疗经验。然而，在不可超越肉身感知的时代，任何超出日常生活视野限制的思想都非得凭借隐喻手段才有可能表达出来。换句话说，在现代科技尚未发展起来的时代，古代医家只能通过隐喻认知的方式来组织医疗实践中的点滴规律、构建中医学理论，中医学理论也因此带上了时代的特色。然而隐喻对认知的塑造要远远超出我们的想象，象思维不仅是中医学的主要思维方式，还是人类的基本思维方式。认知语言学创始人

解码中医学的方法与工具

乔治·莱考夫在 20 世纪 70 年代提出的概念隐喻理论，现已被广泛接受。该理论认为，人们总是通过生活中常见的、熟悉的事物，来认识或说明肉眼看不见的、难以理解的其他事物。可见隐喻的过程与取象比类相近，隐喻性思维则与象思维有着相似的特点。

中医学中的"象"包括自然之象与社会之象。运用自然之象构建人体相关理论的方法在《黄帝内经》中屡见不鲜，如人体结构要与自然规律保持数量上的一致，"天以六六之节，以成一岁，人以九九制会，计人亦有三百六十五节，以为天地久矣"。人体各部分结构的功能也应与自然界息息相关。中国地势西北高、东南低，故中医学有"天不足西北，故西北方阴也，而人右耳目不如左明也。地不满东南，故东南方阳也，而人左手足不如右强也"的说法，用人们所熟知的地理学现象解释了人的右耳目不如左耳目敏捷、左手足不如右手足有力的生命现象。中医学的病因理论也离不开自然之象，如外感病因中的"六淫"。六淫是风、寒、暑、湿、燥、火（热）六种外感性致病因素的总称，又可称为六种外邪或邪气，六淫之名本指自然界的六种气候变化。中医学认为，当气候变化过于异常时，便会影响到人体而发生疾病，如身体着凉后产生的一系列临床表现，就被古代医家归为感受寒邪所致。

再来看社会之象，社会是由人构成的，人生活在社会中，社会的政治制度、经济水平、文化思想等必然会影响人的认知，社会的政治制度也被古代医家拿来认识人体的生命活动。如《吕氏春秋·审分》中就说："夫治身与治国，一理之术也。"又如《黄帝内经》中说："肺者，相傅之官，治节出焉。"说明古人以古代政治制度中丞相的政治职能，类比人体的肺，进而构建出肺的一系列生理功能。关于官职与人体脏腑间的类比，我们将在下一章介绍。

这些观点虽然现在看来十分天真，甚至可能引人发笑，但其中饱含着古人为认识人体生命所付出的智识上的努力，还可以清晰地展现出古人进行隐喻认知时的思维过程。即使不考虑在中医理论指导下进行的临床实践所取得的巨大成功，也必须承认中医理论是人类思维与文明的宝库。

以象思维研究为先导，中医学家又提出了"中医原创思维"的概念。较有代表性的学术成果是王琦院士的深入研究，其所著《中医理论与临床思维研究》提出：中医原创思维模式是中国传统医学认识自然生命现象、解决医疗实践问题特有的思维方式，其内涵是"取象运数，形神一体，气为一元"的整体思维模式，即中医学的"象数观—形神观—气一元观"。邢玉瑞教授则从人类思维，特别是早期思维的共性特征，以及思维模式与思维结果的关系等角度，提出中国古代及中医学是否具有完全不同于其他文化、科学的独创的思维模式，还是一个有待澄清的问题。因此，如果说中医有其原创思维模式，那么也不能将其局限于一两个要素上，而应视为一个思维方法体系更为合理。

具体而言，中医学的思维方法体系是基于日常生活，认识人体生命规律、解决人类健康问题，以中国古代"天人合一"的哲学观为认识论基础，以万事万物间的关系为认识的逻辑起点，以整体性为根本特征，以象或具象性概念为思维要素，以模式推理为主要方法，重视直觉体悟、富有辩证思维的特点，追求天人、形神和谐的方法系统。

一门学科的思维方法决定着该学科的奠定、领域、发展和前景。中医学具有特色鲜明的思维方法体系是毋庸置疑的。人们将多种认识加以总结后发现，中医学研究人体生命的思维方法具有三个显著的特点：一是从生命体、生命现象研究生命医学；二是研究人体但不限于人体，还对人体的生存环境进行研究，这就是"天人合一"哲学观的体现，是集天、地、人于一个系统的整体观；三是以动态观点认识生命健康和论治疾病。医学的目的之一在于修复生命体的病态，使之恢复到健康正常的状态，而人体的健康在一生之中是不断变化的,受生存环境变化及年龄变化等多个因素的影响和制约。所以,中医学的思维方法其实很符合人体生命健康的变化规律。

▶▶ 精气学说

精气学说,又称"元气论"或"气一元论",是研究精气内涵及其运动规律,并用以阐释宇宙万物形成本原和发展变化的一种哲学理论。精气是中国先秦哲学中的重要范畴,指最细微的物质存在。精气的重要本能是化生和变化,因此被一些学派视为万物之本源。中医学的精气学说是研究人体内精与气的内涵、来源、分布、功能、相互关系及其与脏腑经络、组织器官关系的理论。中医学所说的精气,则是构成人体和维持人体生命活动的最基本物质。

精气概念的原型应是一种或多种具有气态、液态甚或固态特征的物质,生殖之精或可为其中之一种原型。所谓原型是指一个词语或类型意义的典型模型或原形象,即类型的典型成员。一个类型往往对应不止一个原型,如鸟的原型可有麻雀、燕子等。精气学说认为,精气形态的变化常于"气→液→固→气……"之间循环。古今

解码中医学的方法与工具

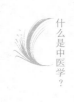

学者每于不同层级使用精气这一概念，精气的身影遍布有机界与无机界、生物和非生物间。

精气是万物本源的自然哲学思想被中医学吸纳，于是出现了"夫精者，身之本也""人始生，先成精"等诸多说法。这里的"精"概念，很大一方面来源于古人对人类生殖繁衍过程的观察与体验。如《黄帝内经》言"故生之来谓之精，两精相搏谓之神"，指出生命的诞生需要来自父母的"先天之精"，二者的遗传物质相结合，才能产生新的生命。中医学进一步加工、发展了精气学说，认为精气是人类孕育、身心生长的物质基础，生命的发生与发展皆依赖其变化的本能，且精与气相对而言，存在有形与无形、具体与抽象的区别。换言之，中国古代哲学关于精气是万物本根、宇宙本原的认识，对中医学中精是人体生命之本原，气是人体生命之维系，人体的脏腑和形体均由精化生，人体的种种生理活动都由气推动等理论的产生，具有极为重要的影响。此外，精气学说还是中医学整体观念的哲学基础，在古代医家的认知中，既然人与万物有着相同的本原，依据取象比类的原则，当然就可以通过其他事物来认识人体了。

精气学说从气本原论或本体论的角度阐明了整个物质世界的统一性，认为宇宙万物都由共同的基质构成，气则因此成为宇宙万物之间相互作用的中介,连接万物一体的纽带。中医学用精气学说来解释人的生理和病理,认为气广泛地分布、运行于全身,具有推动和激发各脏腑活动的作用,是机体热量的来源,能抗御外邪的入侵,并认为机体生理活动的盛衰变化,取决于气的盛衰。因此在中医学的语境下,人体疾病的发生是由于邪气侵犯人体,与正气(正常状态下的人体之气)相搏,导致人体气机失调、脏腑功能紊乱而发病。病之所生,不离于气,所以在临床上,中医特别强调判别气的失调状态及其所在病位,中医治病,亦不离乎调气,各种治法都可视为调气之法。

▶▶ 阴阳学说

阴阳学说同样是古代中国人民创造的哲学思想,源自《周易》(又称《易经》)。阴阳是对相关事物或现象的相对属性或同一事物内部的对立属性的概括。古代朴素的唯物主义思想家们,把矛盾运动中的万事万物抽象成阴、阳两个范畴,并以阴、阳之间的变化来说明物质世界的变化。阴阳学说认为,自然界任何事物或现象都包含着既相互对立又互根互用的两个方面,前者称为"阴阳对立",后者称为"阴阳一体"。如果这段话令你感到困惑,可以参考如图1所示的太极图。

解码中医学的方法与工具

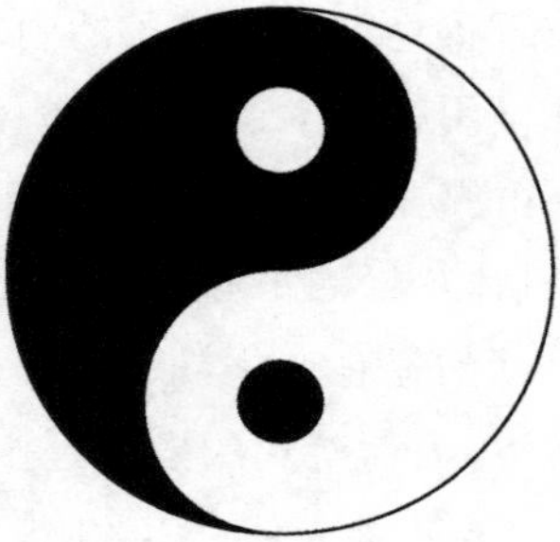

图 1　太极图

不过对于中国人来说，阴阳应该是很好理解的概念，因为阴阳不仅出现在中医语言中，还常常出现在我们的日常用语里，比如在形容人的性情时就有“阳光”和“阴郁”两种说法，这也再次体现出中医理论与中国文化的交融。一般认为，凡是相对运动的、外向的、上升的、温热的、明亮的、无形的、兴奋的、外延的、主动的、刚性的、方的、山的南面和水的北面属于“阳”；凡是相对静止的、内向的、下降的、寒冷的、晦暗的、有形的、抑制的、内收的、被动的、柔性的、圆的、山的北面和水的南面则属于“阴”。

在中医学理论体系中，处处体现出阴阳学说的思想。阴阳学说被用以说明人体的组织结构、生理功能及病理变化，并用于指导对疾病的诊断和治疗。就人体部位来说,上部为阳,下部为阴;体表属阳,体内属阴;背部属阳,腹部属阴;四肢外侧为阳,四肢内侧为阴。以脏腑来分,五脏的主要功能是储藏精气,其性偏静,故为阴;六腑的主要功能是传导饮食水谷,其性偏动,故为阳。五脏之中还可根据部位再分阴阳,即心、肺居于上部胸腔,属阳;肝、脾、肾位于下部腹腔,属阴。具体到每一脏腑也有阴阳之分,即心阴心阳、肾阴肾阳等。人体组织的上下、内外、表里、前后各部分及脏腑之间,无不存在阴阳的对立统一。

再来看人体生理和病理中的阴阳。以功能物质而言,功能属阳,物质属阴,人体的生理活动是以物质为基础的,没有物质就无法产生功能,这就是阴阳互根互用的关系。精气也可以分成属阴的精和属阳的气。中医学认为疾病的发生必然伴随阴阳的失调,由此提出了阴阳偏胜(盛)和偏衰的概括性病理表述。阴阳偏胜是指从患者的种种症状体征综合来看,属于阴或阳的任何一方超出正常水平的病理状态;阴阳偏衰则是指阴或阳的任何一方低于正常水平的病理状态。阴与阳的表现总是互相交杂的,判断疾病属阴还是属阳,需要中医学家动用各种感官,以获取尽可能多的临床信息,还需要极为谨慎地权衡,否则一旦出现错误,后续的治疗便是南辕北辙。

▶▶ **五行学说**

　　我国第一部国别体史书《国语》中说"以土与金、木、水、火杂，以成万物"；《左传》中说"天生五材，民并用之，废一不可"；《尚书》说"五行：一曰水，二曰火，三曰木，四曰金，五曰土。水曰润下，火曰炎上，木曰曲直，金曰从革，土爰稼穑"。可见早在西周末年，一种源自"五材"的朴素唯物主义观点的五行学说就已问世，五材即木头、火焰、泥土、金属和水液五种物质。古人将这五种物质抽象化，推演至其他事物，形成了五行学说，提出世界上的一切事物或由木、火、土、金、水——具备相应五材性质的五种基本物质构成，或通过其相互之间的运动变化生成。

　　五行学说以五行之间的生克关系来阐释事物之间的相互联系，认为任何事物都不是孤立、静止的，而是在不断的相生、相克中维持着动态平衡。相生的含义是支持、合作、相容，其是指这一事物对另一事物具有促进、助长的作用。相克的含义是抑制、排斥、对立，其是指这一事物对另一事物具有抑制、制约的作用。五行相生相克的思想出现在战国晚期，彼时，生、克的次序业已确立，形成了事物之间相互关联的固定组合模式，体现出事物内部的结构关系及整体性思想。两种次序都明显源于五材在自然界中相互作用产生的现象。以五行的相生为例,木头可以生火,火燃烧后产生灰土,土地底下埋藏着未开采的金属,金属的表面有时会出现水珠,树木的生长需要水的浇灌,因此古人将相生的次序总结归纳为木生火、火生土、土生金、金生水、水生木。五行相克的现象存在类似的规律,其次序为水克火、火克金、金克木、木克土、土克水。(图 2)

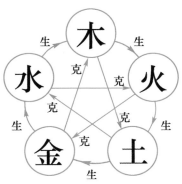

图 2　五行相生相克

　　与其他说理工具类似,当中国古代思想家用木、火、土、金、水的功能属性来归类事物或现象,以此来说明世界万物的起源时,中医学家则用五行学说来说明人体的

解码中医学的方法与工具

生理功能与病理变化,运用取象比类和推演络绎的方法,将五行学说广泛应用于对人体生命的解说之中。

中医学主要用五行的特性来分析归纳人体的脏腑、经络、形体、官窍(官指舌、鼻、口、目、耳五个器官;窍一般指头面部的眼二、耳二、鼻孔二和口七个窍)等组织器官,以及人的精神情志等功能活动,将其按照功能特点分别配属给木、火、土、金、水,用五行的理论来说明其生理作用和彼此之间的联系,构建出以五脏为中心的整体性生理、病理系统。例如,人体结构中的五行归属,按照肝、心、脾、肺、肾的顺序主要有胆、小肠、胃、大肠、膀胱"五腑",目、舌、口、鼻、耳"五官",筋、脉、肉、皮、骨"五体"和爪、面、唇、毛、发"五华"。在精气学说的基础上,古代医家将人体与天地自然相联系,建立起"天人一体"的五脏系统,并用五行的生克制化规律,分析五脏之间的生理和病理联系,进而指导疾病的诊断和防治。

阴阳五行学说合则为一,分则为二,二者都是总结归纳自然规律而形成的方法论,都非常重视对事物之间关系的描述,这也与我们所总结的中医学的思维特点相符。在中医的临床实践中,往往需要综合运用阴阳学说和五行学说进行分析。

26

中医学视野下的人体

人以天地之气生，四时之法成。

——《素问·宝命全形论》

在初步掌握了中医学的基本方法和工具后，让我们一起将目光聚焦到中医学的研究对象——人体上。与基于还原论的现代医学不同，中医学并未将人体放置于显微镜下观察，而是在象思维的指导下，广泛寻找人体与世间万物的关联和相似性，并运用精气学说、阴阳学说和五行学说等说理工具，对人体进行隐喻性描述。本章将要介绍的五脏六腑等脏器，精、气、血、津液等物质和经络腧穴，就是中医学中人体的重要组成部分，也是中医学的基础概念和理论核心。

▶▶ 五脏六腑各司其职

脏有五，即肝、心、脾、肺、肾，合称五脏；腑有六，即胆、胃、大肠、小肠、三焦、膀胱，合称六腑。虽然中医学并不以认清人体的全部精密结构为首要目标，但狩猎和战争带来的解剖经验还是让古人对人体的内部组成有所了解，如《黄帝内经》中记载的食管与肠道间1∶35的比例，便与现代解剖学测出的1∶37非常接近。

据考证，在中医理论刚刚诞生时，脏腑二字均不存在。中医学的脏腑概念，是古代医家在发现了人体脏腑与建筑间相似的空间特性后，直接用建筑中的臧与府命名而来，即取象于熟悉的臧、府来隐喻认知人体内部的脏、腑。臧有储存大量珍贵物品之处的意思，府的本义为古时国家收藏文书之处，后又引申出治事之所、官邸等含义。臧储存的东西更多、更珍贵；府无论作为治事之所还是住宅，所藏物品都相对较少，且人或物也会更频繁地出入。脏腑的分类见于《黄帝内经》："所谓五脏者，藏精气而不泻也，故满而不能实……六腑者，传化物而不藏，故实而不能满也。"可见其分类依据是生理功能的不同，而结构决定功能，因此，须承认古代医家早已知晓脏和腑的不同形态特征，由此将偏于实体结构的五脏称作臓，而将中空有腔的六腑称作府。脏、腑概念间的区别也证明了中医学的"以象测脏"是有古代解剖知识做基础的。

　　除了将人体与建筑相关联，古代医家还会像我们在"中医学如何认识生命"一节中所举的肺与相傅之官的例子一样，将人体类比于国家，通过各种官职来认识、说明人体的脏腑功能。下面我们就以《黄帝内经》中论及脏腑职能的原文为例，解读五脏六腑在人体之中扮演的不同角色，以及古代医家的认知过程。

➡➡ 心者，君主之官，神明出焉

　　在从前的封建制度下，君为一国之主，国家的财政、税收、外交、文化等事务都要顺从君主的喜恶。君主通过遍布全国的行政机构，管辖统治着国家和人民。通过对心脏解剖的观察，古人很容易发现，现今称作主动脉、肺动脉的大血管皆发端于心脏，并通过众多小血管与全身相连，从而形成了"心主血脉"的认识，即认为心脏掌控着全身血液的运行。心脏的位置也大致在人体的正中央，与君主所处的位置十分类似，《管子》有云"心之在体，君之位也"。很可能就是以上两个原因促使古代医家提出人体应当以心脏为尊。若君王贤能，则国家昌盛；君王昏

29

中医学视野下的人体

庸，则国家衰败。对应到人体之心脏，则为"主明，则下安……主不明，则十二官危"，突出了心脏的重要性。

"心主神明"与"心为君主之官"有着直接的关系，中医学视心为一身之君主，认为人体的精神意识与生命活动都由心来主宰。现代医学告诉我们，大脑通过神经支配人体。然而一方面，在朴素的科学背景下，古人很难意识到神经的存在；另一方面，心脏通过血管运输血液，进而影响、控制全身的功能，则于大体解剖时显而易见。因此古代医家自然会倾向于选用理论架构相对容易的"心主神明"来解释人体中与精神有关的生理病理现象。近年来，不少中医学家受现代医学影响，提出将"心主神明"改为"脑主神明"，以顺应中医的现代化发展。有趣的是，心血管病患者精神情志方面的异常表现，也同时受到越来越多临床工作者的关注，因此也有不少人认为，"心主神明"的说法不仅具有理论价值，而且具有临床指导作用。

➡➡ 肺者，相傅之官，治节出焉

相傅与丞相同义，是百官之长，是"一人之下，万人之上"，地位仅次于君主的最高行政长官，相较于其他官员离君主更近，是君主与百官万民沟通的桥梁。同样，肺的

位置很高，与心脏同居膈膜之上，且分布于心脏两侧，将心脏包裹其中，可以起到保卫、支持和覆盖心脏的作用。古人知道肺具有调节呼吸的作用，是内外气体交换的场所，保证了呼吸运动有节律地进行。呼吸的重要性不言而喻，再考虑肺与心脏的相对位置，故古代医家将肺视作"相傅之官"，并认为"肺朝百脉"，即可在心脏的授权下替其管理所主之血脉。

丞相之职，上可举贤劝谏，决议国策，下可任免官吏，教化百姓，以天下太平、长治久安为己任，辅佐君主以实现国家安宁、国体康泰。在丞相职责的影响下，中医学的肺具备了"治节"的功用，即具有调节呼吸运动及全身之气、血、津液运行输布的作用。"肺主治节"是古代医家基于肺主气与呼吸的日常经验，基于肺与相傅之间看似遥远、实则简单的相似性概括而成的肺的主要生理功能，将肺的调节作用从呼吸运动扩大到了全身的生命活动，将有节律的呼吸理解为肺脏对机体节律、节度的权衡和把握。

➡➡ 肝者，将军之官，谋虑出焉

国之将军，刚正勇猛，擅长战术谋虑，可统率作为国家稳固之本的军队，保卫国家政权和黎民百姓。为什么说肝为将军又主谋虑呢？我们可以再一次从脏器的解剖学特征来考虑。肝脏是人体最大的实质性脏器,位于右上腹部膈下的位置,具有支撑膈上心、肺二脏的作用,与将军作为中流砥柱,支撑国家运行的作用十分相近。

肝脏素有"体阴用阳"之说。体指肝脏自身,因其内部充满血液,故有"肝主藏血"的说法,其体自然属阴;功能上,肝被赋予了升发之性和疏泄之功,可疏通、畅达全身的气、血、津液,故其用属阳。肝的"用阳"是从肝在五行属木而来。《难经》中有"肝独有两叶……亦应木叶也""左三叶,右四叶,凡七叶"等说法。可见古代医家把将肝分为左、右两叶的镰状韧带,以及肝脏内部树枝状分布的血管和胆管,与树木的枝干联系在了一起,基于结构上的相似性将肝归属于五行学说中的木,肝也因此带上了木的伸展舒畅、生机勃发的特性。

➡➡ 脾胃者,仓廪之官,五味出焉

仓廪是储藏米谷的场所,仓廪之官则是管理国家米谷仓库的官职,被古代医家用来指称人体内两个重要的消化器官——脾和胃。脾胃常常被同时提及,或许是因为它们的生理功能都与饮食物关系密切,且内部空间又较之其他消化器官更为宽阔。

仓廪之官负责管理粮食储备,在发生饥荒时开仓赈灾,在民富国强时储备粮食,其工作与民生息息相关。脾胃对于人体的作用与意义亦是如此。仓廪之官既能储备粮食,又能供给粮食,脾胃同样可以储存与运输饮食物,古代医家仿照仓廪之官的职责,构建出了一个脾胃合作消化水谷、化生精微(易于人体吸收的细小营养物质)、滋养其他人体之"官"和组织的消化吸收体系。当机体缺乏营养时,脾胃将水谷腐熟,化为精微以供养机体;若机体营养过剩,脾胃则将多余的水谷精微转化为脂膏(油脂)藏于肉中,以备不时之需。

➡➡ 肾者,作强之官,伎巧出焉

要解释作强之官的含义,首先需要知道"肾藏精"的重要功能。空间位置低蕴含着基础、根本等义,这种观念古已有之,一直以来都深刻地影响着我们看待世界的方式。肾脏在五脏之中位置最低,因此古代医家认为,作为人体生命之本的精气应藏于肾中,故称肾为"先天之本"。而古人对输精管与输尿管的混淆,也是肾藏精的观点产生的可能原因之一。

唐代医学家王冰对这句话的注解是,"强于作用,故曰作强。选化形容,故云伎巧"。历代中医学家与学者对于作强二字的理解争议较大，大部分中医学家选择从字面意思来理解作强之官，认为肾通过藏精统领人体的生命活动，决定人的敏捷灵巧，即"伎巧出焉"义。也有学者认为"作"通"祚"，作强是指国祚强盛。从本质上看，这两种观点并不矛盾。

➡➡ 胆者，中正之官，决断出焉

"决断"二字既可看作思维之决断，又可看作水道之决断。胆的位置与肝紧密相连，因此古代医家认为，与位置同样极为相近的脾脏和胃腑类似，肝脏和胆腑也在功能上相互关联。中正之官的职责是纠察过失、举荐贤才，因此需要做到不偏不倚、刚正果决、直而不疑。肝主谋略为将军，胆主决断为中正，二者一谋一断，相辅相成，合作调节着精神思维活动的正常进行。有学者提出"正"通"盛"，乃盛纳之义，"中盛"应与胆储存胆汁的功能有关，"决"即行流，是疏通水道的意思，"断"即截断，有截断水流的含义。古人通过粗略的解剖即可以发现胆为囊状器官，表面有胆管与肝、胃相连，其内储存的胆汁可由管道流出。胆囊储存、排泄胆汁的功能与水道中水液的积蓄和流动相似，因此古人将胆控制胆汁的功能与疏通、截断水流的现象联系起来，形成了一对隐喻映射。

➡➡ 小肠者，受盛之官，化物出焉

"受盛"为接受或以器盛物之义，除受盛之官外，《千金要方》中还将小肠比作"监仓吏"，即监督仓库的官员。受盛之官和监仓吏更多的是在说小肠可以容纳饮食物。而出土于敦煌莫高窟的《明堂五脏论》则将小肠比作"水曹"，即主管水利的机构，这两种隐喻明显不同。事实上，中医学中的小肠确实主要有两个经由解剖与生活经验概括而来的功能，一是"受盛化物"，即容纳饮食物，并将其进一步消化吸收；二是"泌别清浊"，指将从胃腑传送而来的腐熟食糜，区分成水谷精微（清）和食物残渣（浊）两部分。小肠将吸收后的水液渗入膀胱，将食物残渣传送至大肠，这与水利设施运送水源，并在运输过程中区分水流中的泥沙与清水的过程类似，水曹之名强调的正是这种区分。

➡➡ 大肠者，传导之官，变化出焉

王冰在《增广补注黄帝内经素问》中注解此句说："传道谓传不洁之道，变化谓变化物之形。"大肠居于腹中，其上端与小肠在阑门相接，下端与肛门相接，是机体对饮食物糟粕（食物残渣）中多余水液进行吸收，最终形成粪便排出体外的器官。中医学对大肠基本功能的认识与现代医学相近,其不同之处在于对排泄能力和排泄物的解释。古代医家认为粪便的形态、颜色、排便量的多少与排便周期等均会反映出人体的虚实寒热和脾胃的强弱,体现出中医学的整体观念与司外揣内(通过观察外部表现,测知身体内部的生理、病理状况)的思维方式。

➡➡ 膀胱者,州都之官,津液藏焉

　　膀胱储存尿液的功能显而易见,古代医家用津液统称机体内的一切正常水液,所以有"津液藏焉"的说法。"州"指水中之岛,代指水,"都"则指堤坝,州都之官即指管理储水围堤的职位,与膀胱储存尿液、控制尿液排出的作用相似。中医学将人体的顺利排尿归功于"气化作用",我们在讲解精气学说时曾经提过,人体的所有生理活动都离不开气的推动,尿液的排出自然也是如此,故称"气化则能出矣"。

➡➡ 三焦者,决渎之官,水道出焉

　　三焦是中医学中的一个特有名词,分为上、中、下三个部分,对于其所在部位和具体形态,中医学界一直存在许多争议。清代的医学教材《医宗金鉴》中说,"通调水道,下输膀胱,三焦之职也",总结了中医学对三焦职责的认识。对于三焦概念的形成过程,我们可做如下推断:决渎之官即主管疏通沟渠和河流的官职,古人难以认知水代谢的具体调节机制,故而从日常观察出发,将水道与沟渠传输水液、灌溉四方、排泄废水的功能映射到人体,构建出人体的水液代谢系统,并将疏通沟渠的职责赋予三焦,"任命"其为决渎之官。三焦则因此具备了主司人体水液运行,将津液输至全身,将废液输至膀胱的功能,成为水液代谢的通道。

▶▶ 精、气、血、津液：生命活动的物质基础

精、气、血、津液是构成和维持人体生命活动的基本物质,也是脏腑、经络等组织器官进行生理活动的物质基础。精又有广义与狭义之分,"狭义之精"也称为"生殖之精"或"先天之精",主要藏于肾中,我们此前已经多次提及,这里就不再赘述。而凡是人体内与生命活动密切相关的精微物质,均可称为"广义之精",包括精(狭义)、气、血、津液等。我们在这一小节中将分别介绍气、血和津液,因作为生命本原的广义之精,便是以这些不同的身份来建构人体的。

➡➡ 无形之气

中医学中的气概念,与精气学说中有关气的认识密

不可分，因肉眼不可见，故有"无形之气"的说法。气运行
不息，推动和调控着人体内的新陈代谢，人体的生长发
育，脏腑经络的生理活动，精、血、津液的生成及运行输布
都要依靠气的推动，人体内部各种功能活动之间的协调
平衡，也要依赖气的调控。气运动的停止，意味着生命的
终结。

✤✤ **气的生成**

人体之气主要来源于先天之精化生而成的"先天之
气"、水谷精微所化生的水谷精气和自然界的清气，后两
者又称"后天之气"。人体之气的充足与否取决于人体脏
腑的综合协调作用，其中又以肾、脾胃和肺所起的作用最
大。肾藏精，精充则气足；脾胃运化水谷，生成水谷精气，
简称"谷气"；肺主呼吸，吸入自然界的清气。只有诸脏腑
功能协调，紧密配合，才能使气的来源不断，使人体之气
充足旺盛。

✤✤ **气的运动**

气的运动即为"气机"。人体之气流行于全身，内至
五脏六腑，外达筋骨皮毛，在全身各处推动和激发人体的
生理活动。

气的运动形式可以简单地归纳为"升、降、出、入"四

种。所谓升，是指气自下而上的运行；降，是指气自上而下的运行；出，是指气由内向外的运行；入，是指气自外向内的运行。以人体的呼吸运动为例，呼气是浊气由肺向上经喉、鼻而排出体外，既是出，又是升；吸气是清气向下经鼻、喉而进入肺脏，既是入，也是降。呼吸运动的升降出入很好理解，但在中医学的理论中，气的升、降、出、入绝非呼吸所独有，而是广泛存在于机体内部。如在脏腑之中，气的升与降、出与入之间须保持协调平衡，如此才能保证各脏腑正常发挥其生理功能。

❖❖ 气的功能

除了最基本的推动作用外，人体之气还可以起到温煦、防御和固摄的作用。气的温煦作用是指气通过气化（在气的推动作用下发生的物质代谢和能量转化过程）产生热量，保持人体温暖，消除寒冷，具有重要的生理意义：使人体维持相对恒定的体温；有利于各脏腑、经络、形体、官窍正常生理活动的进行；有助于精、血、津液等液态物质的正常循行和输布。

气的防御作用体现为气既能护卫肌表（身体的表层组织），防御外邪入侵，又能驱除侵入人体内的病邪。《黄帝内经》中的"正气存内，邪不可干"即是在说气的防御功能正常，邪气便不易入侵。反之，若气的防御作用低下，不能抗邪，邪气就易于入侵人体而发生疾病。邪气入侵后，正气还须行使驱邪外出的职责。可见气的防御功能决定着疾病的发生、发展和转归。

气的固摄作用是指气对于体内的精、血、津液等液态物质的固护、统摄和控制作用。具体来说表现为：固摄精液，防止其异常泄出；统摄血液，使其在脉管中正常运行，避免溢出脉外；固摄汗液、尿液、唾液、胃液、肠液等分泌物，控制其分泌量，并使其进行有规律的排泄。若气的固摄作用减弱，则往往会导致上述液态物质的丢失。

❖❖❖ 气的分类

根据其生成来源、分布以及功能特点的不同，气又可分为元气、宗气、营气和卫气。

元气是人体最根本、最重要的气，《难经》称之为"原气"，《黄帝内经》中虽无"元气"或"原气"之名，但有"真气"之说。元气、原气、真气三者的内涵是同一的，都是指先天之气。机体的一切生命活动都是在元气的推动和调控下进行的，所以中医学称元气为生命活动的原动力。

宗气是谷气与自然界清气相结合，积聚于胸中的气，其积聚之处为"气海"，又名"膻中"。宗气有调节呼吸和气血的重要功能,且作为后天之气,宗气对元气还有滋养的作用。宗气的生成和盛衰,主要取决于脾、肺两脏的功能是否正常及饮食营养是否充足。

营气行于脉管之中,来源于脾胃运化的水谷精微。因其富于营养,可以营养血液和身体的其他部分,故称为营气。营气与血关系密切,可相互转化,故常常将"营血"并称。

卫气是行于脉外而具有保卫作用的气。因其有卫护人体,避免外邪入侵的作用,故称之为卫气。

➡➡ 有形之血

血即血液,是脉中富有营养的红色液态物质。脉是血液循行的管道,又称血府,营气也可行于其中。循环于脉道之中是血液发挥其正常生理功能的基本条件,中医学称溢出脉外的血液为"离经之血"或"瘀血",将其看成一种致病因素。血循脉而流于全身,可以起到营养和滋润的作用,为脏腑、经络、肢体、官窍的生理活动提供营养物质,是人体生命活动的根本保证。

✣✣ 血的生成

水谷精微是血液的主要来源,所以有脾胃为"气血生

中医学视野下的人体

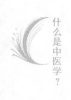

化之源"的说法。饮食营养的优劣,脾胃运化功能的强弱,直接影响血液的生成。血还可由精化生,精、血之间存在相互资生和相互转化的关系。

❖❖ 血的循行

血液在脉管中运行不息,流布于全身,环周不休。脉管是一个相对密闭、自我衔接的管道系统,"如环无端"。血液的正常循行必须具备两个条件:一是脉管系统的完整性;二是心、肺、肝、脾四脏发挥其正常的生理功能。参考上一小节中的脏腑功能可知,心主血脉,心气(位于心中的气)推动血液的运行;肺主治节,辅佐心脏,促进和调节血液的运行;肝主疏泄,主藏血,可以根据人体不同生理状态下的需求,调节脉管中的循环血量;脾主统血,可以统摄血液在脉中运行,防止其溢出脉外。

❖❖ 血的功能

血液为全身各脏腑组织的功能活动提供营养,其营养和滋润作用的强弱可以从面色、肌肉、皮肤、毛发等方面反映出来。血液充足,则面色红润,肌肉壮实,肌肤和毛发光滑;血液不足,则机体功能低下,面色苍白或萎黄,肢体或肢端麻木,运动不灵活,肌肤干燥。此外,无论何种原因导致的血虚（血液不足）或血液运行失常，都可能造成不同程度的精神情志类病证，如血虚的患者常会出现惊悸、失眠、多梦等症状，失血过多者还可出现烦躁、恍惚、癫狂、昏迷等较为严重的病证。

➡➡ 津与液

人体中除血液之外，其他所有正常的水液均属于津液范畴。包括各脏腑组织的正常体液和分泌物，如胃液、肠液、唾液、关节液等，习惯上还包括代谢产物中的尿液、汗液、泪液等。

✦✦ 津液的功能

津液广泛地存在于人体各器官组织之间和内部，起着滋润濡养全身和排泄代谢废物的作用。津液又是化生血液的物质基础之一，二者同样可以相互转化，所以有"津血同源"的说法。

津与液在性状、功能及分布部位等方面存在一定的区别。质地清稀，流动性较大，布散于位置较为表浅的皮肤、肌肉和官窍等处，并能渗入血脉，主要起滋润作用者，称为津；质地稠厚，流动性较小，灌注于骨节、脏腑、脑、髓等器官与组织之内，主要起濡养作用者，称为液。

❖❖ 五液与五脏的关系

　　五液指汗、涕、泪、涎、唾五种分泌物或排泄物。五液均属津液范畴，分布于按照五行学说配属的各官窍之中，起着濡养、滋润机体以及调节（津液）代谢的作用。中医学认为五液分别由五脏所化生，即《黄帝内经》所说"五脏化液，心为汗，肺为涕，肝为泪，脾为涎，肾为唾，是谓五液"。

　　五液的化生、输布和排泄过程是津液代谢过程的一部分，故而是全身各脏腑综合作用的结果。不过当出现五液分泌异常时，中医学家还是会重点考虑其所属之脏的问题，如大量汗出多从心治，流鼻涕多从肺治，两目干涩多从肝治，口角流涎多从脾治，唾液过多则多从肾治。

▶▶ 看不见的经络和腧穴

　　积淀数千年的中医学在挽救了无数生命的同时，也为我们遗留了许多的未解之谜。众多谜题可划分为两种：一种是古人知道但我们不知道的，如古人是如何发现经络的，"三焦"和"命门"究竟是什么；另一种是如何从现代科学的角度来认识、理解古人的言说，如经络的"实质"

是什么,中药如何调节人的免疫机制。而在这些问题之中,由看不见的经络和腧穴所引发的种种疑问堪称中医学的谜中之谜。人们始终在追问:经络的实质到底是生物机体尚未被发现的新结构,还是机体原有结构功能的新发现?循经感传的物质基础到底存在于机体的哪一部分?

作为中医理论体系的核心之一,经络学说一直以来指导着中医的诊疗实践,尤其是针灸、推拿等疗法取得的显著疗效有目共睹。但由于其物质基础尚未得到科学的证明,经络学说的合理性与有效性也屡遭质疑。广大中医工作者和科研人员不断致力于对经络实质的探究,先后提出了各种假说,主要有神经论、体液论、能量论和筋膜论等,各自分析了经络与神经系统、血管系统、微循环系统、淋巴系统、免疫系统、结缔组织结构以及细胞生物效应间的关系。这些假说都在一定程度上解释了相应的经络现象,但仍有许多问题存疑,且各流派之间矛盾明显,难以融合。毫无疑问,经络学说的相关问题,将是中医现代化面临的重大科学问题,也是中医学和现代医学相互兼容的关键所在。"经络研究"一直是国家科研规划中的重要议题,连续多次被纳入国家科研规划的顶层设计中，包括"七五"国家科技攻关计划、"八五"国家攀登计划、"九五"国家攀登计划、"973"计划等。

不仅我国十分重视，国际上也有不少学者从事经络和腧穴的研究。揭示经络和腧穴的实质，有助于提升中医学的国际竞争力。1963 年，朝鲜学者金凤汉发表《关于经络系统》的研究论文，宣布发现了对应于经络穴位的组织结构——"凤汉小体"和"凤汉管"。然而，大量设计严谨的回溯性实验研究都没有发现这两种结构，在学界日益增大的质疑声中，面对造假的事实，金凤汉最终选择了自杀。这出荒诞的悲剧告诫我们，在进行科学研究时，一定要恪守学术道德，否则只会害人害己。

可喜的是，在 2021 年，哈佛医学院马秋富教授团队与复旦大学王彦青教授和中国中医科学院针灸研究所景向红教授团队取得了经络和腧穴研究的重大进展。他们合作完成的"A Neuroanatomical Basis for Electroacupuncture to Drive the Vagal- adrenal Axis"（《针刺驱动迷走神经－肾上腺抗炎通路的神经解剖学基础》），在顶级期刊 Nature（《自然》）上发表。文章阐明了针灸激活一种特定信号通路的神经解剖学原理，确定了针灸通过这种信号通路引发抗炎反应必须存在的神经元亚群。马秋富教授说,这项研究触及了针灸领域最基本的问题之一:穴位选择性和特异性的神经解剖学基础是什么。

还有许多关于经络学说的研究,这里不再一一列举。我们相信在国内外学者的共同努力下,终有一日可将经络之谜彻底解开。

➡➡ 经络学说的形成

尽管目前难以知晓古代医家发现或发明经络学说的具体方式,但对于经络学说的形成过程,我们还是可以并且应该有所了解的。

我国现存最早记载经络的古籍资料《足臂十一脉灸经》和《阴阳十一脉灸经》中,仅列出了十一条经脉,没有关于络脉和腧穴的记录。经脉的循行在《足臂十一脉灸经》中全是向心性的,于《阴阳十一脉灸经》中才出现远心循行。

在《足臂十一脉灸经》和《阴阳十一脉灸经》的基础上,《黄帝内经》与《难经》进一步完善了经络学说的内容。"经络"二字首见于《黄帝内经》,为经脉和络脉的总称,是人体运行气血、联络脏腑、沟通内外、贯穿上下的通路。"经"指经脉,有路径之意,大多循行于人体深部,是经络

中医学视野下的人体

系统中纵行的主干；"络"指络脉，有网络之意，是经脉别出的分支，较经脉细小，纵横交错，网络全身，无处不至。如果简单地将经与络做一个形象的区分，则"经"如大地之江河，"络"似原野之溪涧。《黄帝内经》中说"经脉者，所以能决生死"，认为经脉可以维系生命，对人的生死能够起到决定性的作用。《黄帝内经》确立了以十二经脉为主体的经络系统，根据手、足、阴、阳和其各自所属的脏腑明确命名，并描述了经脉的循行路径、生理功能、病理情况和治疗方法等，建构出经络学说的雏形。《难经》则创建了"奇经八脉"系统，使经络学说更加全面丰富。

汉代名医张仲景在《伤寒论》中开创了"六经辨证"的方法体系，是对经络学说的巨大发展。六经辨证是指通过对症状体征的分析，归纳其病变部位，寒热趋向（偏寒还是偏热，与辨证相关的内容将在下一章中介绍），正气盛衰，而区分为太阳、阳明、少阳、太阴、少阴、厥阴六经病证，几千年来有效地指导着中医学的辨证施治。晋代医学家、史学家皇甫谧在我国第一部针灸学专著《针灸甲乙经》中，将经络与腧穴相结合，以经统穴，具有极高的理论与临床价值，对后世的针灸实践和针灸著作都产生了很大的影响。

➡➡ 经络系统概述

经络遍布全身,形成了一个纵横交错的"网",通过有规律的循行和复杂的联络交会,把人体五脏六腑、肢体官窍及皮肉筋骨等组织紧密地连接成统一的有机整体,从而保证了生命活动的正常进行。受篇幅所限,我们将主要介绍经络系统的组成和功能,因经脉的具体循行路线对于初学者来说可能过于复杂,故略去,感兴趣的读者可以自行查找资料。

经络系统由十二经脉、奇经八脉、络脉、十二经别、十二经筋和十二皮部组成。

❖❖ 十二经脉

十二经脉,又称十二正经,即手三阴经、足三阴经、手三阳经、足三阳经,共四组,每组三条经脉,合称十二经脉。十二经脉的名称是:手太阴肺经、手厥阴心包经、手少阴心经、手阳明大肠经、手少阳三焦经、手太阳小肠经、足太阴脾经、足厥阴肝经、足少阴肾经、足阳明胃经、足少阳胆经、足太阳膀胱经。循行分布于上肢的称为手经,分布于下肢的称为足经;分布于四肢内侧的称为阴经,络属(通过经络相连)于脏,分布于四肢外侧的称为阳经,络属于腑。阴经和阳经互为表里,构成了六对经络、脏腑间的

"表里相合"关系，即手太阴肺经与手阳明大肠经、手厥阴心包经与手少阳三焦经、手少阴心经与手太阳小肠经、足太阴脾经与足阳明胃经、足厥阴肝经与足少阳胆经、足少阴肾经与足太阳膀胱经互为表里。互为表里的经脉和脏腑，在生理和病理上都有着更加紧密的关系。经脉建立起经络系统的主体"线路"，加强了经络之间以及经络和脏腑之间的联系。

❖❖ 奇经八脉

奇经有八，即督脉、任脉、冲脉、带脉、阴跷脉、阳跷脉、阴维脉、阳维脉，合称奇经八脉。奇经八脉与十二经脉不同，没有和脏腑之间的表里配属关系，故称"奇经"，其生理功能主要是加强十二经脉间的关联。

❖❖ 络脉

络脉有别络、孙络、浮络之分。别络有本经别走邻经之意，共有十五支，包括十二经脉各自从四肢分出的别络，躯干部任、督二脉的别络及脾之大络。因多行于机体的浅表部位，十五别络的主要功能是加强互为表里的阴阳两经在体表的联系。浮络是别络分出的浮于皮肤表面的络脉，可将气血送达以营养皮肤。孙络是别络最细小的分支，可运行气血至人体的各个角落。

✥✥ 十二经别

十二经别是十二经脉别行的正经,它们分别起于十二经脉位于四肢的部位,循行于体内,联系脏腑,后上至颈项头面部。阴经的经别可与同其互为表里的阳经在头面部相合。十二经别不仅可以加强十二经脉中相为表里的两经之间的联系,因其联系了某些正经未循行到的器官与形体部位,还可补充正经之不足。

✥✥ 十二经筋

十二经筋是十二经脉的连属部分,是十二经脉循行部位上分布于肌肉、关节部分的总称,主要负责关节的运动。

✥✥ 十二皮部

十二皮部也是十二经脉的连属,是十二经脉及其所属络脉在体表一定部位上的反应区。皮肤是十二经脉的功能活动反映于体表的部位,经络学说把全身皮肤分为十二个部分,分属于十二经脉,故称十二皮部。

➡➡ 腧穴的形成与分类

腧穴是人体脏腑经络之气输注于体表的特殊部位。腧,本写作"输",或从简作"俞",有转输、输注的含义,指

中医学视野下的人体

经气转输之所；穴，即孔隙的意思，指经气所居之处。节、会、气穴、气府、骨空、孔穴、穴道、穴位等都是腧穴的别名。人体的腧穴既是疾病的反应点，又是针灸的施术部位，腧穴与经络、脏腑和气血密切相关，通过针灸对三者的共同调节，达到治疗的目的。大多数腧穴都归属于各经脉，经脉又隶属于各脏腑，所以腧穴—经脉—脏腑构成了不可分割的整体。

❖❖ 认识腧穴的历程

　　腧穴是人们在长期的医疗实践中发现的治病部位。远古时代，人们发现，当身体的某个部位或脏器发生不适时，在病痛局部进行砭刺、叩击、按摩、针刺、火灸，常常可以减轻或消除病痛。这种"以痛为腧"认识的腧穴，既没有固定的位置，也没有固定的名称，是认识腧穴的最初阶段。

　　在医疗实践中，古代医家对体表治疗部位及其效用的了解逐渐增多，积累了较为丰富的经验，将某些部位与特定的主治病证联系在了一起，并对其进行位置的描述和命名。这就来到了腧穴发展的第二阶段，即定位、定名阶段。

　　随着对经络以及腧穴作用认识的不断深化，古代医家对腧穴的主治作用进行了归类,并根据经络循行的路线将腧穴与经络相联系,认为腧穴不是体表孤立的点,而是与经络、脏腑相通的特殊部位。通过不断的总结、分析和归纳,逐步将腧穴归属于各经,这就是前面提到的《针灸甲乙经》一书的最大贡献,也是腧穴发展的成熟阶段,即归经阶段。

✢✢ 腧穴的分类

腧穴大体上可分为十四经穴、奇穴和阿是穴三类。

十四经穴共有双穴 309 对,单穴 52 个,是指具有固定的名称和位置,且归属于十二经脉和任脉、督脉的腧穴,是腧穴的主要部分。这类腧穴具有主治所属经脉或脏腑病证的作用。对于分属于不同经脉的、具有特定作用的部分经穴,可再次对其进行分类,称为五腧穴、原穴、络穴、郄穴、八脉交会穴、背俞穴、募穴、八会穴、下合穴等。其中,原穴是脏腑的原气经过和停留的部位,十二经脉在腕、踝关节附近各有一个原穴,具有很高的临床价值。

奇穴是指既有确定的名称,又有明确的位置,但尚未归入或不便归入十四经穴系统的腧穴。这类腧穴的主治范围较窄,多为对某些病证有特殊疗效的穴位,又称"经外奇穴"。《千金要方》载有奇穴 187 个，明代针灸专著《针灸大成》收有奇穴 35 个。

阿是穴指既无固定名称，又无固定位置，而是直接以压痛点或其他反应点作为针灸施术部位的一类腧穴，又可称天应穴、不定穴等。

中医学如何诊断疾病

观其脉证，知犯何逆，随证治之。

——张仲景

在铺垫了一系列的工具方法和基础理论知识后，我们终于即将触碰中医学最关键的问题，即如何利用这些知识和工具完成疾病的诊断和治疗。本书将遵循中医学诊治疾病过程中获取信息—辨病辨证—治疗的基本顺序加以介绍。在这一章中，让我们从望诊、闻诊、问诊和切诊这四种诊察疾病的方法开始，先认识四诊的具体内容和临床意义，然后认识中医学最基本的辨证方法——八纲辨证，以及在八纲辨证的纲领下分析疾病病位的脏腑辨证。

"证"是对疾病不同阶段和不同类型病机（疾病发生、

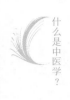

发展、变化、转归的机理）的概括，"辨证"则是通过对四诊信息进行分析、综合，将患者的临床表现判断为某证的思维过程，即得出证的过程。证的类型多种多样，最简单的分类便是八纲辨证中的阴证、阳证，表证、里证，寒证、热证和虚证、实证四对。还可两两结合，或定位至脏腑，组成诸如"风寒袭肺""心脾两虚"等证型。中医重辨证，在临床认识疾病时，并不主要着眼于病的异同，而是将重点放在对证的判断之上。

为了避免初学者有眼花缭乱之感，我们会从各式各样的临床表现中挑选出较为常见、易于理解的症状体征用以举例，而不会对诊断过程进行过多的解释，有兴趣者可自行深入了解。但需要声明的是，所有诊断背后的辨病辨证原则都有符合中医学认知逻辑的成因，且总是与我们前面介绍过的思维方法及说理工具相吻合。

▶▶ 望闻问切，四诊合参

《黄帝内经》中说："善诊者，察色按脉，先别阴阳，审清浊而知部分；视喘息，听音声，而知所苦；观权衡规矩，而知病所主；按尺寸，观浮沉滑涩，而知病所生，以治无过，以诊则不失矣。"虽未明确提出望、闻、问、切，但这段话的内涵已与这四种诊法相符。

《难经》中的"望而知之谓之神,闻而知之谓之圣,问而知之谓之工,切脉而知之谓之巧"告诉我们,古代医家认为最厉害的医生仅仅通过观察就能诊断疾病,所需信息增加,则表示医生的水平在降低。虽然绝大多数中医还是习惯于运用视觉、嗅觉、听觉、触觉等多种感官做出诊断,中医学界也并不提倡过于依赖四诊中的某一诊,但望诊的重要性确实不容忽视,毕竟人类80%以上的外界信息都是通过视觉获得的。此外,现代中医除运用自身的感官外,还会利用多种现代科技手段,如影像学检查或实验室检查,来辅助自己诊断,有人称其为望诊的延伸。不过我们还是会将讨论局限在更为"纯粹"的中医内容之上,以免丢失中医学的内涵和特点。

尽管出于行文条理性的考虑,辨证相关的内容不应该出现在讲解如何获取信息的小节里,但是在实际情况中,诊与断并不是分立、割裂的,因此我们在举例分析具体的临床征象时,也会给出与之对应的较为公认的辨病辨证结论。相信有了前面的基础,这些略显超前的知识不会给读者带来太多的困惑。同时,为了完整地展现中医学的诊断思维过程,本节在介绍一种诊法时,也不会刻意避开其他三诊所获得的信息。

➡➡ **细致入微地观察**

　　望诊是医者运用视觉，对人体整体和局部的征象（可理解为迹象或表现）以及排出物等进行有目的的观察，以了解健康或疾病状态的一种诊法。视觉是人最重要的感觉，因此望诊也成为中医学最早产生的诊法。充分利用视觉，训练敏锐的观察力，是医生的职业所必需。接下来我们会从整体和局部两个方面来探讨中医学中的望诊。

✦✦ **整体望诊**

　　整体望诊是指通过观察全身神、色、形、态的变化来了解疾病的情况。

（1）望神

　　望神就是观察人体生命活动的整体外在表现，即观察人的精神状态和机能状态。望神时应重点关注患者的精神状态、面部表情、形体动作和反应能力等，尤其要重视眼神的变化。望神得到的可能诊断结果包括得神、失神、假神、神气不足、神志异常等，其各自的临床表现与临床意义简述如下。

　　得神又称有神，是精充气足，故而神旺的表现。得神的具体表现是：神志清楚，语言清晰，面色红润，表情丰富自然，目光明亮，眼神灵动，反应灵敏，动作灵活，体态自如，呼吸平稳，肌肉不削（瘦削）。若患者在病中表现为得神，则虽病但正气未伤，说明病情轻微，预后良好。

失神又称无神，是精损气亏后神衰的表现。失神的具体表现是：精神萎靡，言语不清；或神昏谵语，循衣摸床，撮空理线（意识不清时，两手拇指和食指不断捻动）；或突然晕倒，目闭口开；面色晦暗，表情淡漠或呆板；目暗睛迷，眼神呆滞；反应迟钝，动作失灵，强迫体位；呼吸微弱或喘息明显；周身大肉已脱，形销骨立。患者出现失神，则意味着病重，预后不良。

假神是垂危患者出现的精神暂时好转的假象，并不是好兆头。假神的具体表现是：本已失神的久病或重病之人，突然精神转佳，目光转亮，言语不休；或语声忽然从低微变得响亮；或原来面色晦暗，突然变得面颊红润；或本来毫无食欲，忽然食欲增强。

神气不足是轻度失神的表现，与失神只存在程度上的区别。神气不足介于得神和失神之间，常见于虚证患者，临床上较之失神更为多见。神气不足的临床表现是：精神不振，健忘困倦，声低懒言，怠惰乏力，动作迟缓等。辨证多属心脾两亏或肾阳不足。

神志异常也属于失神，但与上面所说的由精气衰竭
导致的失神有本质上的不同。神志异常多见于痴呆、癫
痫、精神分裂等疾病中，其具体表现分别由不同的病机和
发病规律决定。发病状态下的失神表现并不一定意味着
病情的危重。

（2）望色

望色是医者观察患者面部颜色与光泽的一种望诊方
法。古代医家把颜色分为五种，即青、赤、黄、白、黑，所以
望色又称为五色诊。五色诊既可指望面色，又可指望全
身之色，但由于五色的变化在面部最为明显，因此，中医
学常以望面色来指代望色。现将五色代表的疾病分述
如下。

青色：主寒证、痛证、瘀血证、惊风证（小儿所患的以
抽搐、昏迷为主要症状的急重病证，俗称"抽风"）、肝病。

赤色：主热证。

黄色：主湿证、虚证。

白色：主虚寒证、血虚证。

黑色：主肾虚证、水饮证、寒证、痛证及瘀血证。

在这些五色的主病中，有些可以根据简单的临床表

现获知,如白色主血虚证,便可由观察失血患者的苍白面色形成认识;有些则可根据五行学说或其他中医理论推理而来,如黄色与脾胃在五行中都属土,湿证又往往是由脾胃运化水湿的功能减弱所致,因此黄色在面部的出现便常被中医学家等同于体内有湿邪的存在。

(3)望形体

望形体即观察身体的宏观外貌,如高矮胖瘦、骨骼肌肉的大小等。按照中医学司外揣内的观念,人的形体可以反映身体内部脏腑、气血的强弱,内盛则外强,内衰则外弱。强指强壮,若骨骼粗壮、胸廓宽大、肌肉充实、皮肤润泽,则说明身体强壮健康,虽病但预后良好;弱指衰弱,若骨骼细小、胸廓狭窄、肌肉瘦削、皮肤枯燥,则说明身体气血虚弱,若病则预后较差。

(4)望姿态

正常人的姿态舒适自然,运动自如,反应灵敏,行住坐卧各随所愿。而发生疾病时,由于阴阳、气血的盛衰变化,身体的姿态也会随之出现改变,不同的疾病会产生不同的病态。望姿态,主要是观察患者的动静姿态、异常动作及与疾病有关的体位变化。"阳主动,阴主静",姿态喜动、向外、仰伸等多属阳证;喜静、向内、俯屈等多属阴证。

（5）望皮肤

皮肤是人体最大的器官，观察其色泽和形状的改变是整体望诊重要的一部分。皮肤的色泽亦可见五色，临床常见又有特殊意义的，包括皮肤的发赤或发黄。若皮肤忽然变红，且红斑进行性扩大，界限清楚，便很可能是丹毒发作。丹毒可发于全身任何部位，往往游走不定，发于头面者称"抱头火丹"，发于胫踝者称"流火"。若皮肤、面目、爪甲皆黄，则多为黄疸病所致。中医学又将病理情况下出现的黄色分为阳黄和阴黄，阳黄鲜明如橘子色，多由脾胃或肝胆湿热所致；阴黄晦暗如烟熏，则多因脾胃为寒湿所困。

皮肤还会出现各种各样的病形，如痘、疹、疱、疮、痈、疽、疔、疖等，古代医家大多依据皮损的颜色、大小、温度、疼痛程度和起病或持续时间等特征进行辨证。一般认为，皮损处红、肿、热、痛，起病急者属阳证、热证、实证；皮损处色白、凹陷、发凉，疼痛不明显，久病不愈者则属阴证、寒证。

❖❖ 局部望诊

望局部情况，或称分部望诊，是指在整体望诊的基础上，根据病情或诊断的需要，对身体的某些局部进行重点、细致的观察。因为整体的病变经常可以反映在局部，所以望局部也有助于了解整体的病变情况。

（1）望目

望目与整体望诊的关注点相同，主要观察眼睛的神、色、形、态。

目神：人之两目有无神气，是望神和望目的共同重点。若视物清楚，眼睛明亮，是眼有神；若视物不清，白睛混浊，黑睛晦滞，是眼无神。

目色：目眦赤为心火；白睛赤为肺火；胞睑红肿湿烂为脾火；全目赤肿，迎风流泪，为肝经风热；眼眶周围见黑色，为肾虚水泛之水饮病，或寒湿下注的带下病。对目色的辨病和辨证不仅运用了五行学说，还运用了中医眼科学的重要理论"五轮学说"，即认为上下胞睑内应于脾，内外两眦由心所主，白睛分属于肺，黑睛（角膜）内应于肝，瞳神分属于肾。五轮学说又一次展现出中医学视野下以五脏为中心的人体结构，又一次印证了中医学的整体观念。

目形：目窠（包括眼眶和胞睑）微肿，状如卧蚕，是水肿初起；老年人下睑浮肿，多为肾气虚衰；目窝凹陷，是阴液耗损的征象，或由精气衰竭所致。

目态：目睛上视，不能转动，中医称为"戴眼反折"，多见于惊风、痉厥或精脱神衰之重证；横目斜视是肝风内动的表现。眼睑下垂，称"睑废"，双睑下垂，多属先天不足；单睑下垂或双睑下垂不一，多为后天不足，可由外伤后气血不和，血脉经络不通所致。瞳仁扩大，多属肾精耗竭，为濒死之危象。

（2）望齿龈

望齿龈时应注意其色泽、形态和润燥的变化。

望齿：牙齿的润燥能够反映出体内津液的状态，若牙齿润泽，是津液充足；牙齿干燥，是胃津耗损；齿燥如枯骨，则是肾精枯竭，不能上荣于齿的表现；牙齿松动稀疏，齿根外露，多属肾虚或虚火上炎。

望龈：正常的龈应红而润泽，若龈色淡白，多属血虚；龈红肿而痛，或兼出血，多属胃火上炎；龈微红，微肿而不痛，或兼齿缝出血者，多属肾阴不足，虚火上炎；牙龈腐烂，流腐臭血水者，称为"牙疳"。

（3）望咽喉

咽喉红肿溃烂，有黄白腐点，是热毒深极；咽喉鲜红娇嫩，肿痛不堪者，是阴虚火旺。咽部两侧红肿突起如蚕蛾,称"乳蛾",是肺胃热盛,外感风邪凝结而成。咽间有灰白色假膜,不易擦去,重擦则出血,随即复生者,是白喉,因有传染性,古人又称其为"疫喉"。

（4）望舌

以望舌为主要方式的舌诊在中医诊断中占有重要地位,其所提供的信息对古代医家来说,同样可以反映人体的整体状况,具有很高的参考价值。望舌的内容可分为望舌质和望舌苔两部分。舌质称舌体,是舌的肌肉和脉络等组织,望舌质又分为望神、色、形、态四个方面。舌苔是舌体上附着的一层苔状物,望舌苔分为望苔质和望苔色两个方面。舌象的种类繁多,难以穷尽,本段只列举几种典型舌象。

正常舌象可简单概括为"淡红舌、薄白苔"。具体来说,正常舌的舌体柔软,运动灵活自如,颜色淡红鲜亮;其胖瘦、长短均适中,无异常形态;舌苔薄白润泽,颗粒均匀,薄薄地铺于舌面,揩之不去,与舌质如同一体,干湿适中,不黏不腻。

① **望舌质**

舌神:察舌神之法,关键在于辨舌之荣枯。荣者,荣润而有光彩,表现为舌质红润,鲜明而有光泽,舌的运动灵活,富有生气,是谓有神,虽病亦属善候。枯者,枯晦而无光彩,表现为舌质干枯,晦暗无光,舌的运动不灵活,是谓无神,属凶险恶候。舌神之有无,反映出脏腑、气、血、津液之盛衰,关系到疾病预后的吉凶。

舌色:舌色即舌质的颜色,一般有淡白、淡红、红、绛、紫、青几种。除淡红色为正常舌色外,其余舌色都有其各自的病理意义。以红舌为例,生活中的沸水等现象使古代医家认为,热盛可致气血沸涌,气血沸涌可使舌体脉络充盈,表现为舌色鲜红,因而提出红舌主热证。

舌形:舌形是指舌体的形态,包括舌的胖瘦、长短、老嫩,以及舌上出现的裂纹、芒刺、齿痕等异常形态。临床上以齿痕舌较为常见,即舌体边缘有牙齿压印痕迹的舌,中医学将其成因归为脾虚不能运化水湿,以致湿阻于舌而舌体胖大,后被牙齿挤压所致。

舌态:舌态指舌体运动时的状态。病理舌态有强硬、痿软、舌纵、短缩、麻痹、颤动、歪斜、吐弄等异常状态。舌态的改变多见于重症患者,如痿软舌多因气血虚极,歪斜舌多见于中风患者。

②**望舌苔**

苔质:苔质即舌苔的形质,可出现厚薄、润燥、糙黏、腐腻、剥落等变化。中医学认为，正常由胃气熏蒸所生的舌苔，应薄而均匀，由病邪之气上溢所生的舌苔，则多为厚苔，所以从苔的厚薄，可以看出正邪的盛衰和病邪的轻重，特殊苔质的出现往往意味着胃腑出现了异常。

苔色：苔色即舌苔的颜色，一般分为白、黄、灰、黑四大类，又有兼色变化。白苔主肺与大肠病，以及表证和寒证；黄苔主脾胃病和里证、热证；灰苔较为少见，主里证；黑苔则多见于疾病的严重阶段。

➡ ➡ 听声音，嗅气味

闻诊一分为二，包括听声音和嗅气味。听声音是指诊察人的语言、呼吸、咳嗽、呕吐、呃逆、嗳气、太息、喷嚏、肠鸣等各种声响。嗅气味多指诊察身体散发出来的各种味道和排出物的气味。人体发出的声音和气味同样可以携带脏腑的生理、病理信息，如呼、笑、歌、哭、呻"五声"和臊臭、焦臭、香臭、腥臭、腐臭"五臭"（五种气味），也被古人按照日常经验与五行学说加以归类，并与五脏相应，成为反映五脏功能变化的外在表现。其他异常的声音、气味与内部病变间的对应关系，也不断在临床实践中被总结、整理，使中医学家得以用闻诊推断疾病的性质和种类。

❖❖ 听声音

语声响亮有力、多言躁动的属实证、热证；语声低微无力、少言沉静的属虚证、寒证。新病音哑或失音为实证；久病音哑或失音为虚证。神志不清，语无伦次，声高有力，为热扰心神之实证；神志不清，语言重复，时断时续，声音低弱，为心气大伤之虚证。语言粗暴，哭笑无常，狂躁妄动，属痰火内扰，为狂证；抑郁沉闷，自言自语，是痰气郁闭，为癫证。

呼吸微弱而慢为气虚；呼吸气粗而快为实热。哮喘声高气粗，喉中痰鸣，为实证；声低喘微，或痰鸣不利，为虚证。

咳声重浊有力，痰清白，为风寒束肺；咳声清脆，干咳无痰，为燥邪犯肺；咳声阵发，发则连声不绝，面红目赤，甚则呕恶，为肝火犯肺；咳声低微，咳出白沫，兼有气促，为肺虚。

❖❖ 嗅气味

在人体患病后，病邪会使脏腑、气、血、津液等出现代谢紊乱，以致产生异常气味从官窍和排出物中发出，因此也可以通过这些气味来辨别人体的寒热虚实及邪气所在之处。特殊气味，如鼻呼出之气带有"烂苹果味"，见于消渴病之重症，即现在所说的糖尿病；若呼气带有"尿臊味"，则多见于水气病晚期的患者，即肾衰竭晚期，属急危重症。各种排出物，如大小便、呕吐物等，若有恶臭，色黄而黏者，多属实热、湿热；无味或有腥味，色白而质清稀者，多属虚寒、寒湿。

➡➡ 询问患者的感觉

问诊，是通过询问患者或家属，了解疾病的发生、发展、诊疗经过、当下的症状，以及其他与疾病有关的情况，如既往史和家族史等，从而为辨证提供依据的一种诊察方法。明代医籍《景岳全书》中编有"十问歌"："一问寒热二问汗，三问头身四问便，五问饮食六胸腹，七聋八渴俱当辨，九问旧病十问因，再兼服药参机变。"十问歌简便易记，广为传用，是谓中医学问诊刻下症（当下存在的症状）之要点。下面我们便主要围绕十问歌来体会中医的特色问诊，结合临床实际从问寒热、汗、头身、二便、饮食、胸胁、胃脘、腰腹、睡眠、情志十个角度，介绍问诊患者感受时的具体内容。

✦✦ 问寒热

问寒热即询问患者有无发凉、发热的感觉。寒热感可为疾病的表里、寒热、虚实辨证提供依据，如果患者只觉恶寒（怕冷）而不感发热，称为但寒不热，多属于寒证；

发热而不觉怕冷，称为但热不寒，多属于热证；既发热又怕冷，或先怕冷后发热，称为恶寒发热，多属于表证；恶寒重而发热较轻，多属于风寒表证；恶寒轻而发热较重，多属于风热表证；恶寒和发热交替出现，称为寒热往来，多属于半表半里证；恶寒和发热定时出现，则多见于疟疾。下午或夜间有低热，形体消瘦，称为骨蒸潮热，多是阴虚所致。长期低热，又伴有饮食减少，精神疲乏，疲于言谈，懒于动作等症状，多为气虚发热。

❖❖ 问汗

汗是津液的一部分，外感或内伤的病邪均可引起汗出异常，询问患者的出汗情况，也是为了鉴别疾病的表里、寒热和虚实。问汗时应着重询问以下内容。

（1）是否有汗

还以表证为例，如果患者感觉怕冷、发热、头痛、周身关节酸痛，无汗为风寒之邪闭阻肌表，有汗则是风寒之邪外透肌表。二者看似区别不大，但在治疗有汗和无汗这两种风寒表证时，中医学家会采取完全不同的治法方药。

（2）出汗特点

如果经常汗出不止，稍稍活动以后出汗更多，称为自汗,多属气虚证或阳虚证;入睡则汗出,醒后汗自止,称为盗汗,多属阴虚内热证或气阴两虚证;全身战栗后出汗,称为战汗,多为病情处在转折关头的表现。若汗出后热势减退,全身清凉,是疾病向好的方向转变;汗出后热势不减,且病人感到烦躁不安,则是疾病向危证方向发展。

（3）出汗部位

胸窝部出汗,多是心气虚弱或心血不足;头部出汗,多是湿热交蒸;手足心出汗,多是脾胃虚弱或脾胃湿热内阻;汗出在上半身,多属阳气虚;汗出在下半身,多属阴虚内热或阴阳两虚;汗出在左半身或右半身,多见于半身不遂的中风患者。

✤✤ 问头身

头身的常见症状是疼痛。问明疼痛发生的部位、性质、伴随症状等,有助于中医辨病辨证。如腰部冷痛,小便清长,属肾虚;腰部刺痛,固定不移,多属跌打损伤后造成的瘀血。

✤✤ 问二便

问二便应着重询问大小便是否顺畅,了解排泄次数、排泄物的性状及伴随症状。大便的排泄与脾胃的腐熟运

中医学如何诊断疾病

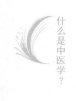

化、肝的疏泄等关系密切；小便的排泄则与肾的气化、脾和肺的转输与肃降、三焦的通调等关系密切，因此问二便可以了解负责消化功能和水液代谢的脏腑功能是否正常。

❖❖ 问饮食

问饮水多少与是否口渴，可以了解津液的盛衰和输布情况，依据口渴的特点、程度，饮水多少及冷热偏好可以推断病证的寒热、虚实。如病人口不渴也不欲饮水，常见于寒证和湿证；口渴喜冷饮，是热盛伤津；口渴喜热饮，是内有痰饮；口渴多饮，且伴食多、小便多，是消渴病；口渴饮后即吐，是水逆证；仅欲以水漱口而不欲咽下，是血瘀证。询问患者的食欲和食量，则可判断其脾胃功能的强弱，疾病的轻重及预后。如食欲减退，多由脾胃不和所致；本来病重不能食，突然暴食，食量增多，是脾胃之气将绝的危象，称"除中"。

❖❖ 问胸胁

胸部是心、肺所在的部位，问胸部的异常感觉可知心肺的病变。问胸部应着重问胸痛的性质和牵涉痛的部位。若胸痛时兼有憋闷，并放射至肩臂，多是胸痹证；胸

72

痛彻背（整个胸背部疼痛难忍），兼见面色青灰，手足发青，多属真心痛；胸痛伴有发热咳嗽，吐脓血痰，多是肺痈。胁部是肝胆所在的部位，胁部的异常感受，主要反映出肝胆及其所属经脉的病变。问胁部与问胸部相同，应着重问胁痛性质和牵涉痛的部位。若胁痛时兼有胸胁胀满，怕冷和发热交替出现，多属少阳证（六经病证之一）；胁部胀满而有窜痛，多属肝郁证。

❖❖❖ 问胃脘

胃脘部是胃所在的部位，胃主受纳、腐熟水谷，寒热、食积、气滞等邪气均可损伤胃腑而导致胃脘部异常症状的出现。问胃脘时应着重了解胃脘的疼痛性质、缓解方式及伴随症状。如胃脘疼痛绵绵不休，按压或饮热水可以缓解，伴有呕吐清水，四肢不温，是寒痛；胃脘疼痛时作时止，饮冷水可以缓解，伴有口干，小便黄，大便秘结，是热痛；胃脘疼痛在空腹时发作或加重，按压、热敷、进食可以缓解，伴有倦怠无力，是虚痛；胃脘和胸胁胀痛，不思饮食，嗳气，吐酸水，是气滞；胃脘刺痛，痛处固定，按压或进食后加剧，伴有呕血，大便色黑，是瘀血；胃脘疼痛拒按（按压时疼痛加重），伴有恶心呕吐，嗳气腐臭，或不思饮食，或大便秽臭，是食积。

❖❖ 问腰腹

腰部是肾脏所在的部位；腹部是大小肠、膀胱和胞宫（子宫）所在的部位。问腰腹与问胃脘一样，应着重了解疼痛性质、缓解方式和伴随症状。如腰痛绵绵，卧则缓解，伴有腿膝酸软，不能久立步行，属肾虚腰痛；腰部冷痛或兼有沉重感，遇阴雨天加剧，热敷、按摩可缓解，属寒湿腰痛。脐腹隐隐作痛，按压或热敷可缓解，伴有大便溏薄，为脾胃虚寒；小腹胀痛，按压时加剧，伴有小便频数，尿时涩痛，为膀胱有热；女性小腹刺痛，月经色暗有块，为瘀血作痛。

❖❖ 问睡眠

睡眠情况与人体卫气的循行和阴阳的盛衰关系密切。问睡眠情况时，应着重了解有无失眠、嗜睡、多梦等现象及其他伴随症状。如失眠或入睡困难，并伴有心悸、健忘、食少、疲乏等，是心脾两虚；入睡困难，甚至彻夜难眠，伴有心烦易怒，胸胁胀满，是肝火上扰；嗜睡，兼有身体沉重之感，多是湿邪内盛；闭目入睡即有梦，梦中多遇惊险之事，是心胆气虚。

❖❖ 问情志

问情志时多关注情绪的反常表现及伴随症状。如患

74

者自诉心烦,自觉怒火欲发,伴有小便短赤,多属热扰心神;时时悲伤欲哭,多是脏躁证。

➡ ➡ 摸脉就能知百病?

切诊包括切脉和按诊两个部分。切脉又称脉诊,是医生通过切按患者的脉搏来了解病情的诊察方法。中医在诊病时,切脉的频率远高于按诊的频率,所以人们在提起切诊时多指脉诊,而时常忽略在肌肤、手足、胸腹等部位进行触摸按压的按诊。

许多对中医不甚了解的人,还会有"神化"脉诊的倾向,或许是受到文学与影视作品的影响。如存在于野史与小说中的"悬丝诊脉",就加深了脉诊在人们心中神乎其神的印象。近代名医施今墨对此做出的解释是,太医在给皇室内眷看病时,确有悬丝诊脉一步,但在诊脉之前,太医往往已向太监详细地询问过病情,即进行了充分的问诊,因此不能由此断言太医脉诊之高明。2014 年,北京积水潭医院某医师向全国中医发起脉诊验孕的挑战,虽然后来由于方案存在缺陷而不了了之,但是这起事件引起的巨大反响足以证明脉诊自身的争议性。

不同的中医对待脉诊的态度和脉诊水平也各不相同,有人十分依赖脉诊,认为仅凭摸脉就能知道患者的大

中医学如何诊断疾病

致病情；也有人不喜欢、不擅长脉诊，摸脉只是走个过场。不过大多数中医学家的想法还是介于二者之间，即认为脉诊作为四诊之一，其所提供的信息具有很高的参考价值，但仍需与通过其他诊察方法得到的疾病信息相结合。揭开脉诊的神秘面纱后会发现，中医学对脉象的文字记录同样充满了隐喻，脉学理论与中医学中的其他理论紧密相连，同样以经验为基础。

❖❖❖ 脉诊

　　脉诊是医生用手指切按患者的脉搏，感知脉动应指的触感，以了解病情、判断病证的诊察方法。脉学理论渊博深奥，脉诊操作简便易行，但相对于望、闻、问三诊来说依然较难掌握，想学好脉诊往往需要更多的临床实践。

　　脉象即脉动应指的形象，可通过脉搏的快慢、强弱和深浅等要素进行描述，还可运用比喻的修辞形象描绘其触感。脉道贯通全身，内连脏腑，外达肌表，运行气血，周流不休。脉象的形成与心脏的搏动、脉道的通利和气血的盈亏直接相关，且能反映出全身脏腑和精、气、血、津液的整体状况。

　　（1）诊脉部位

　　自晋代以来，中医主要采用寸口诊法。寸口又称"气口"或"脉口"，其位置在腕后高骨（桡骨茎突）内侧桡动脉处。诊脉"独取寸口"的原因,一是寸口脉为手太阴肺经之原穴——太渊所在之处,因肺朝百脉,所以十二经脉之气皆汇聚于此。中医学称作"脉之大会",认为寸口脉能够反映人体的整体气血状况。二是手太阴肺经始于胃脘部,与脾胃之气相通,因此在寸口处可以诊察胃气之强弱,进而推测全身脏腑之盛衰。三是寸口处的肌肤薄嫩,脉浅易感,切按方便。

每侧寸口各分寸、关、尺三部,两手合为六部脉。《难经》将寸口的寸、关、尺三部又分浮、中、沉三候,即为寸口诊法的"三部九候",寸、关、尺的脏腑分候首见于《黄帝内经》。左寸外以候心,内以候膻中;右寸外以候肺,内以候胸中。左关外以候肝,内以候膈;右关外以候胃,内以候脾。左尺外以候肾,内以候腹中;右尺外以候肾,内以候腹中。"候"取诊察之义,即通过特定部位的脉象,诊察特定部位的生理、病理情况。

(2)诊脉方法

①体位

患者取坐位或正卧位,手臂放平,尽量与心脏处于同一水平面上,直腕,手心向上,并在腕关节背部垫上脉枕,以便医生切脉。

②**指法**

定位：下指时，首先用中指定关，即医生先用中指按在患者掌后高骨内侧的关脉部位，接着再用食指按关前的寸脉部位，无名指按关后的尺脉部位。小儿寸口较短，多用一指定关法诊脉，即直接用拇指统按寸、关、尺三部脉。

布指：三指呈弓形，指端平齐，以指尖与指腹交界处按触脉搏，因为此处触觉灵敏。布指的疏密要和患者的身长相适应，身高臂长者，布指宜疏，身矮臂短者，布指宜密。

总按与单按：三指平布，同时用力按脉，称为总按，目的是体会三部九候的总体脉象。分别用一指单按一部，重点体会某一部脉象的特征，称为单按。总按和单按常配合使用。

举、按、寻：举、按、寻是诊脉时运用指力的轻重和手指的挪移，以探索、辨别脉象的指法。用指轻按在皮肤上称举，又称"浮取"或"轻取"；用指重按在筋骨间，称按，又称"沉取"或"重取"；用指从轻到重，从重到轻，左右前后推寻，以寻找脉动最明显的特征，称寻。诊脉时应细心体会举、按、寻三种取法间的脉象变化。

（3）正常脉象

若想辨别异常的脉象，首先需要知道正常脉象是什么样子的。正常脉象又称平脉，其形态特征可从位、数、形、势四个方面进行描述：三部有脉，一息四至，闰以太息五至，不浮不沉，不大不小，从容和缓，柔和有力、节律一致，尺脉沉取有一定力量，并且随着生理活动和气候环境的不同产生相应的变化。

平脉的特点是有胃、有神、有根。脉象从容、和缓、流利，是有胃气的基本特征。脉贵有神，脉为血之府，心主血脉而藏神，血、脉为神之基，神为血、脉之用，健康人的脉象必然有神，主要表现为柔和有力、节律整齐。脉象有根的主要表现为沉取应指有力，尤其是尺部。平脉有胃、有神、有根是不可分割、相互包含的。

平脉受人体内外因素的影响而产生相应的生理性变化，称为平脉的生理变异。明代医书《医宗必读》中说："酒后之脉常数，饮后之脉常洪，远行之脉常疾，久饥之脉常空，室女尼姑多濡弱，婴儿之脉常七至。"可见不同的生理状态下会有不同的脉象，切脉时应注意甄别。

（4）病理脉象

脉象能传递出机体各部分的生理病理信息，是窥探体内功能变化的窗口,可以为疾病的诊断提供重要依据。脉诊的临床意义可归纳为辨别病位、阐述病性、推测病因和推断预后四个方面。其中,病位可通过三部九候的分候获知,而无论何种脉象,只要有胃、有神、有根,即使患病亦预后尚好,如病虽重,但尺脉滑实有力,提示肾气犹存,生机犹在。

病性和病因的判断则需要较为精细的病理性脉象来支撑。我国现存最早的脉学专著《脉经》提出了 24 种脉象,明代脉学著作《濒湖脉学》提出了 27 种脉象,明代医家李中梓在《诊家正眼》一书中又增加了疾脉,故后世多沿用 28 种病理脉象的说法,即浮、沉、迟、数、滑、涩、虚、实、长、短、洪、微、紧、缓、弦、芤、革、牢、濡、弱、散、细、伏、动、促、结、代、疾。这 28 种脉象各有其形态特征和所主病证,如浮脉的脉象为轻取即得,重按稍减,但不中空,历代脉诀多将其描述为"如水漂木",多主表证。又如临床上较为常见的弦脉,顾名思义,其脉象"端直以长",如按琴弦,多主肝胆病。

❖❖ 按诊

按诊是医者用手直接触摸或按压患者的某些部位,以了解局部的冷热、润燥、软硬、压痛、肿块或其他异常变化,从而推断出病位、病性和病情轻重等情况的诊病方法。按诊虽不如切诊常用,但也是诊断过程中的重要一环。按诊不仅可以进一步确定望诊之所见,补充望诊之不足,还可以为问诊提示重点,特别是对鼓胀、肠痈、癥瘕(包括各种妇科良性肿瘤)等脘腹部疾病来说,通过按诊可以进一步探明疾病的情况,有助于后续的诊断和治疗。

▶▶ 八纲——辨证的总纲

八纲,即阴与阳、表与里、寒与热、虚与实这四对纲领性证候(可指某个患者或某种疾病或某个证型的一系列相互关联的症状体征的总称),是辨证论治的理论基础。尽管疾病复杂多变,但基本也都可以用八纲加以归纳。如按疾病的整体表现,可分为阴病与阳病;按病位的浅深,可分为表证与里证;按疾病的性质,可分为寒证与热证;按邪正的盛衰,可分为实证与虚证。八纲之间还可以互相转换、联合,以概括更为复杂的临床表现。中医学理论是在春秋战国诸子百家的唯物辩证法思想的指导下产生的,八纲就是典型的哲学与医疗实践相结合,符合辩证法的理论。

中医在通过四诊掌握了病情资料之后,根据病位的深浅,病邪的性质与盛衰,人体正气的强弱等多方面情况,进行分析综合,按照八纲的分类标准将疾病归纳为不同证候的辨证过程,即为八纲辨证。运用八纲辨证能将错综复杂的临床表现高度抽象化、概括化、简单化,从而把握疾病的要点,预判其趋势,指导疾病的治疗。

总之,八纲代表了疾病的共性特点,是辨证的总纲;八纲辨证则是分析疾病共性的辨证方法,是各种辨证方法的基础。八纲中的每一纲我们都已在前文有所涉及,在上一节解读各种临床征象的意义时更是频繁提及,这一节我们则从辨证诊断的角度出发,对八纲与八纲辨证进行系统的讲解。

➡➡ 表里

表里是用来辨别疾病病位深浅的一对纲领。体表、经络受邪,属于表证;脏腑、气血发病,属于里证;表证病浅而轻,里证病深而重;表邪入里为病进,里邪出表为病退。表里辨证可以帮助中医诊察病位的深浅及疾病变化的趋势,取得治疗上的主动权,在外感病的辨证中具有重要的意义。

✛✛ 表证

表证多见于外感病的初期,一般起病急,病程短。表证有两个特点：一是其成因是邪气入侵人体，二是其病位靠近体表，所以病轻易治。表证的诊断依据为：恶寒发热，头身疼痛，舌苔薄白，脉浮，鼻塞流涕，咳嗽，喷嚏，咽喉痒痛等。

❖❖ 里证

里证是病位深于里（如脏腑、气血）的一类证候，多见于外感病的中、后期或内伤疾病。里证的成因大致有三种情况：一是邪气从表内传入里，侵犯脏腑；二是外邪直接侵犯脏腑；三是情绪不稳，饮食不节，劳逸过度等致病因素引起脏腑功能失调或气血紊乱。里证的范围很广，除明确的表证外都可以诊断为里证。里证的特点也可以归纳为两点：一是病位深，二是病情多重于表证。里证常见的诊断依据有：壮热（高热），恶热，潮热（定时发热如潮水，多见于更年期女性），烦躁神昏，口渴欲饮，畏寒肢冷，倦卧神疲，口淡多涎，大便秘结或溏泄，小便短赤或清长，腹痛，恶心呕吐，苔厚脉沉。

❖❖ 表证和里证的鉴别

中医辨别表证和里证，主要审察其寒热感受、舌象、脉象等变化。一般来说，外感病中，发热、恶寒同时并见的属表证，但热不寒或但寒不热的属里证；表证舌苔多为正常薄白苔，里证舌苔多有改变；脉浮主表证，脉沉主里证。

➡➡ 寒热

寒热是用于辨别疾病性质的一对纲领。寒证与热证可以用机体阴阳的偏盛与偏衰来解释，阴盛或阳衰表现为寒证，阳盛或阴衰表现为热证。

✛✛ 寒证

寒证是疾病本质属于寒性的证候，可以由感受寒邪而致，也可以由机体自身的阳虚所致。寒证根据病因与病位的不同，可再分为不同的证型，体现出纲领间的排列组合对辨证结论的细化。如感受寒邪，有留于体表者，有直中内脏者，故有表寒、里寒之别。里寒的产生，有寒邪入侵者，有自身阳虚者，故又有实寒、虚寒之分。寒证的常见诊断依据有：恶寒喜暖，面色㿠白（白得发亮），肢冷蜷卧，口淡不渴，痰涎或鼻涕清稀，小便清长，大便稀溏，舌淡苔白滑，脉迟或紧等。

✛✛ 热证

热证是疾病本质属于热性的证候，可以由感受热邪而致，也可以由机体自身的阴虚阳亢所致。与寒证一样，热证亦可再分出几种不同的证型。如热邪在表或热邪入里,有表热、里热之别。里热之中,有热邪入侵者,也有自身阴虚引起的发热,故有实热和虚热之分。热证常见的诊断依据有:恶热喜冷,口渴喜冷饮,面红,目赤,烦躁不宁,痰或涕黄稠,吐血或衄血(流鼻血,也泛指非外伤所致的各种出血),小便短赤,大便干结,舌红苔黄而干燥,脉数等。

✛✛ 寒证和热证的鉴别

辨别寒证和热证,不能孤立地根据某一症状做出判断,而应对患者的全部表现进行综合的观察与分析,尤其是对寒热的喜恶、口渴或不渴、面色的赤白、四肢的凉温、二便、舌象、脉象等方面应进行细致观察。

➡➡ 虚实

虚实是辨别正气和邪气盛衰的一对纲领,虚指正气不足,实指邪气盛实。虚证代表人体正气虚弱,而邪气也不太盛;实证则代表邪气太盛,而正气尚未虚衰,故而邪正双方剧烈相争。

✛✛ 虚证

虚证是对人体正气虚弱时各种临床表现的概括。虚

中医学如何诊断疾病

証的形成，有先天不足、后天营养不良和疾病耗损等多种原因。虚证的临床表现复杂多样，一些共通的常见诊断依据是：面色淡白或萎黄，精神萎靡，疲惫乏力，心悸气短，形寒肢冷，自汗，大便滑脱，小便失禁，舌淡胖或舌红少苔，脉沉迟或虚数，五心烦热（指两手心和两足心发热，并自觉心胸烦热），消瘦，口咽干燥，潮热盗汗。

❖❖ 实证

　　实证是对人体感受外邪，或体内病理产物堆积而引发的临床表现的概括。实证的成因有两种：一是外邪侵入人体，二是脏腑功能失调以致痰饮、水湿、瘀血等病理产物停积于体内。外邪性质的差异，或致病病理产物的不同，都会导致临床表现不同。实证的常见诊断依据有：腹部胀痛拒按，胸闷，烦躁，神昏谵语，呼吸气粗，痰涎壅盛，大便秘结或里急后重，小便不利或淋沥涩痛，脉实有力，舌质苍老，舌苔厚腻。

❖❖ 虚证和实证的鉴别

　　虚证和实证的证候表现已分别介绍如上，但从临床实践情况来看，有一些症状既可见于实证，又可见于虚证，如腹痛、发热等。因此，要鉴别虚实，必须四诊合参，通过望形体、观舌象、闻声息、问起病、按胸腹、摸脉象等多方面进行综合分析。如虚证多身体虚弱，实证多身体健壮；虚证者声低息微，实证者声高息粗；久病多虚，暴病多实；舌质淡嫩、脉象无力为虚；舌质苍老、脉象有力为实。

➡➡ 阴阳

阴阳二纲可以统领其他六纲，表、热、实证多属阳证，里、寒、虚证多属阴证，所以又有人称八纲为"二纲六要"。

✛✛ 阴证

凡符合"阴"的一般特性的证候，称为阴证。阴证常见的诊断依据有：面色暗淡，精神萎靡，身重蜷卧，形寒肢冷，倦怠无力，语声低微，纳差（食量减少），口淡不渴，大便稀溏，小便清长，舌淡胖嫩，脉沉迟或弱或细涩。

✛✛ 阳证

凡符合"阳"的一般特性的证候，称为阳证。阳证常见的诊断依据有：面色红赤，发热，肌肤灼热，心烦、躁动不安，语声粗浊，呼吸气粗，喘促痰鸣，口干渴喜冷饮，大便秘结，小便涩痛或短赤，舌质红绛，苔黄或生芒刺，脉象浮数或洪大或滑实。

✥✥ 阴证和阳证的鉴别

阴证和阳证间的区别,具体表现在表里、寒热、虚实等六纲之中,可参考前面各段的论述,这里不再重复。

▶▶ 脏腑辨证

脏腑辨证是根据脏腑的生理功能和患者的病理表现,推究病证病机,判断病位及脏腑的阴阳、气血、寒热、虚实状态的一种辨证方法,因其将证候的定位落实到了脏腑之上,所以成为中医学临床各科的诊断基础,是中医辨证体系的重要组成部分。

八纲是辨证的总纲和基础,但如果要进一步分析疾病的具体病理变化,必须有更加准确的定位,脏腑辨证就是中医学完成这个关键一步的常用方法。按照表证和里证的区别,脏腑辨证无疑是针对里证而进行的辨证。病位越深,病情也越复杂严重,脏和腑相对而言,脏属于里,腑属于表。因此,在八纲辨证的纲领下,为了更好地解释疾病,脏腑辨证的对象又以脏病为主,这也与五脏在人体中的重要性和中心性相符。脏腑的病变多种多样,本节主要围绕五脏展开论述,仅列举部分临床常见的证候,并辅以生理和病因病机角度的分析。

✤✤ 肝与胆病辨证

肝胆均位于右胁部,经脉相互络属,肝与胆互为表里。肝主疏泄,主藏血,按照五行归属,其体为筋,其华在爪,开窍于目。胆主决断,还能储藏、排泄胆汁以助消化。肝的病证有虚实、寒热之分,虚证多为肝血、肝阴不足;实证多为肝阳上亢或肝火炽盛,湿热、寒邪等邪气也会侵犯肝脏。肝脏病变常见的临床表现有:胸胁或少腹部胀痛或窜痛,抑郁,暴怒,头晕或头胀痛,手足抽搐,肢体震颤,目痛,月经不调,睾丸胀痛等。胆病常见口苦、皮肤发黄、失眠、胆怯易惊等症状。

✤✤ 心与小肠病辨证

心居胸中,其经脉下络小肠,两者相表里。心主血脉,又主神明,且开窍于舌。小肠可分清泌浊,具有化物的功能。心的病证也分虚实,虚证多由久病、先天禀赋不足、思虑过度等因素引发,导致心气、心阳受损,或心阴、心血亏耗;实证则多由痰、火、寒、瘀等病邪引发。心的病变主要表现在血脉的运行失常及精神意识的改变等方面,如心悸、心痛、失眠、神昏、精神错乱、脉结代(脉率不齐,时有中止)或脉促(脉快而又有不规则的间歇)等症状常是心的病变所致。小肠的病变主要反映在清浊不分、转输障碍等方面,可出现小便失常、大便溏泄等症状。

✦✦ 脾与胃病辨证

脾胃同样具有表里关系。脾主运化水谷,胃主受纳腐熟,二者共同完成饮食物的消化吸收与输布,为气血生化之源,脾又有统血的功能。脾胃病证,皆有寒热虚实之不同。脾的病变主要反映在运化功能的失常和统摄血液功能的障碍等方面;胃的病变主要反映在消化不良、胃气上逆等方面。脾病常见腹胀腹痛、泄泻、浮肿、出血等症状;胃病常见胃脘部疼痛、呕吐、嗳气、呃逆等症状。

✦✦ 肺与大肠病辨证

肺居胸中,经脉下络大肠,与大肠相表里。肺主气,司呼吸,外合皮毛,开窍于鼻。大肠主传导、排泄糟粕。肺的病证有虚实之分,虚证多见气虚和阴虚;实证多见风、寒、燥、热、痰、湿等邪气侵袭。大肠的病证可见湿热内侵、津液不足和阳气亏虚等。肺的病变在临床上往往出现咳嗽、气喘、胸痛、咯血等症状。大肠的病变主要是传导功能失常,表现为便秘或泄泻。

✦✦ 肾与膀胱病辨证

肾左右各一,位于腰部,与膀胱相表里。肾藏精,为先天之本，在体为骨，开窍于耳，其华在发。膀胱具有储尿、排尿的作用。肾多虚证，膀胱则多见湿热证。肾的病证主要反映在生长发育、生殖机能、水液代谢等方面，临床常见的症状有腰膝酸软而痛，耳鸣耳聋，发白早脱，牙齿松动，遗精，月经量少或闭经，水肿，大小便异常等。膀胱的病变主要反映为小便异常，临床常见尿频、尿急、尿痛、尿闭、遗尿和小便失禁等症状。

中医学治疗疾病的原则与方法

> 用药如用兵，补泻寒热之间，安危生死之所
> 系也，可不慎与？
>
> ——傅仁宇

上一章中，我们用大量的篇幅介绍了中医学的四种
诊法和两种辨证方法，熟悉了许多常见的证候和临床表
现，现在到了最后的步骤——治疗。中医学的治疗理论
源远流长，《黄帝内经》中就已有较为完备的治则与治法，
历代中医学家在数千年的医疗实践中不断完善的治法方
药，是宝贵的财富。

治则是在治疗疾病时必须遵循的基本原则，如扶正
祛邪和调整阴阳。前者指扶助正气和祛除邪气，二者相
辅相成，正盛邪自去，邪去正自安；后者指从损其有余和

补其不足两方面入手,调整阴阳的偏盛偏衰,恢复阴阳的平衡,使疾病痊愈。这两个基本治则再次体现出中医学的辩证法思想。

　　治法是在治则的指导之下,针对不同的病证所采取的治疗大法、具体治法和治疗措施。治疗大法即基本治法,著名的如汗、吐、下、和、温、清、补、消这八种内治之法,即处方用药应遵循的基本治法。近年来中医学还在八法的基础上发展出了祛风法、祛湿法、祛痰法、理气法、理血法、开窍法、安神法和固涩法等多种治法,进一步丰富了治法的内容。具体治法隶属于治疗大法,是在治疗大法的限定下,针对各具体病证所设立的治法,而只有在具体治法的指导下,中医才能够采取适当的方药、针灸、推拿、刮痧等治疗措施,进而完成疾病的治疗。除治法外,"治未病"的原则也是中医学治疗理论的重要组成部分,我们将在这一章中首先对其进行介绍。

▶▶ 不治已病治未病

　　"不治已病治未病"一句出自《黄帝内经》,寓意是要防患于未然,不要等到病入膏肓才四处求医。这句话的后面又说"不治已乱治未乱,此之谓也。夫病已成而后药之，乱已成而后治之，譬犹渴而穿井，斗而铸锥，不亦晚乎。"原文的意思是，不等到乱子已经发生再去治理，而是治理在它发生之前。如果疾病已发生，然后再去治疗，乱事已经形成，然后再去治理，那就如同口渴再掘井，战乱发生再制造兵器，岂不是太晚了吗？可以看出，古代医家将疾病与战乱并列，认为治病与治乱都须未雨绸缪。

先秦典籍《鹖冠子》中记载了一个关于扁鹊三兄弟的故事。有一天，魏文王问扁鹊，他们兄弟三人中谁最擅长治病救人，扁鹊答道："长兄最善，中兄次之，扁鹊最为下。"绝世名医如扁鹊，怎么会说出这样的话呢？究竟是自谦之辞，还是另有缘由？文中的魏文王同样很好奇，于是向扁鹊发出询问。扁鹊娓娓道出了原因：大哥往往在患者还没有明显症状时将疾病治愈，使得大家以为他只能治疗小病痛，所以他的名声连家门都传不出去；二哥在患者发病初期，症状表现不严重的时候就能将病治好，所以也只有周围二十几户人家知道他；而扁鹊能诊断出的疾病，病证表现已经非常明显了，所以大家觉得能够治疗重病的扁鹊医术十分高明，扁鹊也因此闻名于诸侯。当然，这只是关于扁鹊的传说故事，或许扁鹊的医术与故事中的长兄一样高超，或许整件事都是后人编造用以说理的，但我们一定能够体会到古代医家追求和向往的那种

"洞见先机"的精妙医术,即治未病的治疗观念。

下面就让我们一起来了解一下治未病中未病先防、既病防变和瘥后防复这三种防治意识的具体内容,其中所涉的中医学预防与养生思想,现在也具有很强的指导意义。

→→ 未病先防:预防是第一要义

未病先防,顾名思义,是指在人体尚未发生疾病之前,就采取各种措施,做好预防工作,以防止疾病的发生,旨在提高抗病能力,防止致病因素侵入。

❖❖ 虚邪贼风,避之有时

"虚邪贼风"泛指一切致病因素。在中医学家眼中,疾病的发生往往需要外界邪气侵袭和人体正气不足的共同作用,俗话说"一个巴掌拍不响",单方面的因素很难引发疾病。各路虚邪贼风在人体正气虚时更易找上门来,我们无法时刻保持自身正气的充盈,便只好"避之有时",即躲避致病因素的侵犯。这是一种朴素有效的防御方法,原理十分简单,不与其接触,致病因素也就无法伤害到我们。比如,通过戴口罩、穿防护服等措施避免接触细菌与病毒,就是现代常见的"避之有时"之法。古代虽没有如此严密有效的防护措施，但早在秦朝时便出现了专门安置麻风患者的隔离场所——疠迁所，其存在意义很大程度上就是防止人们因接触麻风患者而感染。疠迁所也是世界医学史上最早的麻风病隔离场所。

❖❖ 法于阴阳，和于术数

阴阳作为中医学的重要说理工具，有着极为丰富的含义，这里的"法于阴阳"是指与四季交替同步，顺应自然规律的变化。"术数"指养生之术，在我国古代包括导引、吐纳、按摩等，导引类似于现在的保健体操，吐纳是一种特殊的呼吸方法，按摩则更为常见，是一种通过各种手法作用于体表的物理疗法，已被人们广泛接受。"和于术数"即按照正确的养生保健方法调养和锻炼，从而起到强身健体、增强人体抵抗力的作用。

❖❖ 食饮有节，起居有常

这两句话很好理解，却很难做到。

"食饮有节"即饮食要有节制与规律，渴不狂饮，饥不暴食，按时按点吃饭，荤素搭配合理。反之，则会伤及肠胃，轻则引起胃痛、腹泻等不适症状，重则可能导致胃炎、胃溃疡等消化道疾病。

"起居有常"是说作息要有常度,即便无法同古人一样"日出而作,日落而息",也应按时睡觉,养成良好的睡眠节律。熬夜对身体非常有害,现代研究证实,长期缺乏睡眠会使人易怒,产生认知障碍和记忆缺失,还会增加患心脏病、2型糖尿病和肥胖的风险。2017年诺贝尔生理学或医学奖的获奖者关于生物钟的研究揭示了人类具备生物节律,并与地球自转保持同步的现象。生物钟(生物节律)可以调节人的行为、激素水平、睡眠、体温和代谢等多种关键功能,生物钟失调会增加许多疾病的发病概率。生物节律的发现是对中医学"天人合一""起居有常"等观念的有力支持。

❖❖ 不妄作劳,形与神俱

　　这两句话的含义是,无论脑力劳动还是体力劳动,均不应超过身体所能承受的限度。日常生活中,应不妄想,不妄行,不透支体能和精神。《黄帝内经》中说:"久视伤血,久卧伤气,久坐伤肉,久立伤骨,久行伤筋,是谓五劳所伤。"即便是视、卧、坐、立、行等日常行为,过度也会伤身。凡事过犹不及,长寿之道,宜有动有静,有张有弛。

❖❖ 志闲而少欲,心安而不惧

　　"志闲而少欲"指精神上的清净安闲,无欲无求。"心

中医学治疗疾病的原则与方法

97

安而不惧"指心志安宁,没有恐惧。人们随遇而安,知足常乐,以所用饮食为甘美,以所穿衣服为舒适,以所见习俗为快乐,彼此之间不因地位高下而忌慕,如此则声色嗜欲不能烦劳他们的耳目。无论自身愚笨或聪明,贤良或平庸,都对外界事物无所惧,正所谓"宠辱不惊,看庭前花开花落;去留无意,望天上云卷云舒"。心情、心态等精神因素会给身体带来很大的影响,所以保持良好的心情与平和的心态也是预防疾病的重要一环。

➡➡ 既病防变:阻断疾病的进展

既病防变的意思是,对于已有明确症状的疾病,在治疗过程中要随时注意防止疾病的进展。张仲景所著《金匮要略》开宗明义,提出"夫治未病者,见肝之病,知肝传脾,当先实脾,四季脾旺不受邪,即勿补之"的主张。见肝之病,当知肝木克脾土,肝病易传脾,在治肝的同时应调补脾脏,使脾之正气充实,不易受病邪侵袭。不过任何治病方法都须灵活运用,而非一成不变,如果脾气充盛,自然无须补脾。张仲景用肝与脾举例,指出治病不仅要治眼下之证,还要把握疾病的可能趋势,并结合具体情况,做到见微知著,防微杜渐。不同的疾病有其各自的发展变化规律,一名优秀的中医学家不仅要有充足的知识储备,还要在临证(面对患者的证候)之时进行精细的诊察,以正确预测疾病的发展方向,阻断疾病的进展。

脏腑之间,互相联系、互相制约,一脏有病,肯定会影响其他脏腑。如果肝脏出现问题,却只知道治肝,说明医生连基本的整体观念都不具备,治疗效果也不会太好。有经验的、细心的医生在面对患者时,会十分留意患者身体发生的变化,并综合考量疾病的一般规律及患者目前的状态,继而做出正确的判断,采取合适的治疗方案,从而取得满意的临床疗效。《黄帝内经》中的"见微得过,用之不殆",强调的也是这个道理。

➡➡ 瘥后防复:病愈后也应审慎

瘥即病愈,多指大病、久病初愈后,此时须注意避免疾病的复发。《伤寒论》设有专篇论述病愈后的"劳复",可见古人对"瘥后防复"的重视。疾病初愈之时,正气尚未复原,身体较为虚弱,应格外小心谨慎,以防疾病复发。具体而言,我们可以从"食复""劳复"和"自复"这三种复发类型来论述中医学的瘥后防复观。

前已言及,要想预防疾病的发生应饮食有节,防止疾病的复发同样需要注意饮食,因饮食不节导致的复发即为食复。《黄帝内经》中说:"病热少愈,食肉则复,多食则

中医学治疗疾病的原则与方法

遗，此其禁也。"《千金要方》中指出："若食饼饵、粢黍、饴哺、脍炙、枣栗诸果物、脯脩及坚实难消之物，胃气尚虚弱不能消化……皆难救也。"可见中医学对大病、久病初愈患者的饮食有着精细、严格的规定，不仅不宜吃油腻肉食或吃得太多，坚果、干肉、甜食等不好消化的食物也属禁忌。病愈后应以静养为主，与"未病先防"一段中的不妄作劳同理，若过度劳累，便可能导致疾病复发，称为劳复。

无明显诱因而病情反复，则为自复，也是靠患者自身无法避免的一类复发。中医温病学典籍《温疫论》中对自复的解释是，"此非关饮食劳复，乃膜原尚有余邪隐匿，因而复发，此必然之理"。简单来说，自复是因邪气未彻底清除，待病情平定后再次显露而成。这就需要医生在临床上务求根治，以免日后复发。

▶▶ 八种基本治法

"八法"即汗、吐、下、和、温、清、补、消，是由清代医家程钟龄在《医学心悟》一书中，在既往治法理论的基础上，针对八纲辨证制订而成的八种基本治法。因八纲本身就比较宽泛，八法的适用范围也相对较广，有较强的抽象性和普遍性，在治法中的"层级"较高。一般来说，表证多用汗法;病位在上焦(身体上部)的里实证多用吐法;病位在中焦(身体中部)的里实证则多用下法;病位在半表半里,气机不调者,用和法;寒证用温法;热证用清法;体内有积聚、积滞的实证用消法;虚证多用补法。八法还可细分为多种具体的治疗方法,如下法根据病邪之寒热和人体正气之强弱,又分成了寒下、温下、润下和峻下等方法。

为了体现出中医学治法方药的贯通性与整体性,本节在具体治法的后面也附上了常用的方药。而中药的来源和配伍,以及方剂的组成原则等内容,我们放在下一节中统一介绍。

➡➡ 汗法

汗法是"八法"之首,即通过发汗来解表证,调和营气和卫气,宣发肺气以祛邪外出的方法,可使在体表的外感六淫之邪随汗出而解。临床上汗法可广泛用于外感表证及诸多内伤杂病,具体的治法方剂又随临床表现的变化而变。如针对外感风寒,症见恶寒发热、无汗、脉浮紧等,当辛温发汗解表,用麻黄汤;外感风热,症见发热重、恶寒轻、咽痛、口渴、脉浮数等,当辛凉透表,用银翘散;外感暑湿者,症见身热、头昏、汗出热不解、口中黏腻等,当祛湿解表,用新加香薷饮。

中医学治疗疾病的原则与方法

➡➡ 吐法

吐法即通过催吐的方法，使停留于咽喉、胸膈、胃脘等部位的痰涎、宿食从口中排出。该法相对少见，临床上多用于病情危急的上焦实证。痰涎、宿食、毒物等有形之邪阻塞上焦，宜用催吐法因势利导，使其从上部排出。吐法多用峻猛之剂（药效猛烈的处方），适用于身体壮实者，代表方如瓜蒂散、藜芦散等。

➡➡ 下法

下法是祛邪外出的重要手段之一，又称泻法或攻里法，即通过荡涤肠胃、泻下大便或瘀血，使停留于肠胃的宿食、燥屎、实热、瘀血、痰浊、水饮等病邪排出体外。临床常用于治疗胃肠实热内结或寒积、宿食积滞、水饮内停、痰湿或瘀血阻滞等证。如热结在里，以寒下为主，代表方为三承气汤；寒结在里，以温下为主，代表方是三物白散；燥结在里，用润下法，选用麻子仁丸；水结在里，则用攻逐法，大陷胸汤、十枣汤为代表方；瘀血内结者，治当活血祛瘀，方用桃核承气汤、抵当汤、抵当丸等。

➡➡ 和法

和法又称和解法，即运用具有和解或疏泄作用的方剂,达到消除病邪、扶助正气的目的。在具体应用时,根据病邪所在位置的不同,又有和解少阳、疏肝和胃、调和胃肠等区别。和解少阳法适用于邪在少阳证,表现为寒热往来、胸胁苦满(胸胁部满闷不舒)、心烦喜呕、不欲饮食、口苦咽干、目眩等,代表方为小柴胡汤;疏肝和胃法适用于情志不调引起的肝气郁结证,表现为胸胁胀满、嗳气、情志不畅、脉弦而缓等,可用逍遥散、四逆散、柴胡疏肝散等方;调和胃肠法主要用于肠胃气机失调引起的胃脘胀满、恶心、肠鸣泄泻等症状,可用半夏泻心汤、痛泻要方等方。

➡➡ 温法

温法即用温性或热性药物来振奋阳气,祛除寒邪,从而消除里寒证的方法。如中焦虚寒证,表现为食欲不振、呕吐、泄泻、时有腹痛、肢体倦怠等,可用理中丸、厚朴温中汤等方。温法在临床运用时要注意三点:一是适可而止,因过用温热药易耗血伤津;二是因时而异,夏季炎热,用量宜轻,冬季寒冷,用量宜重;三是因人而异,应根据患者的情况灵活运用。

➡➡ 清法

清法即运用性质寒凉的方药,通过泻火、解毒、凉血等方法解除热邪，主要用于治疗热证。临床上有清热解毒法、清热通下法、清热利湿法、清热补阴法，常用的方剂有黄连解毒汤、导赤散、泻白散、龙胆泻肝汤、沙参麦冬汤等。

➡➡ 补法

补法即选用有补益、强壮等作用的药物或方剂，补养人体的气血阴阳，治疗各种虚证。虚证又有多种不同的证型，其治法方药也各不相同：临床表现为神倦欲寐、心慌气短、惊悸自汗、脉虚软者，多为心气虚证，可用生脉饮、补心汤等补心气；表现为怔忡（心悸）、失眠、健忘、心胸烦热者，多为心血虚证，可用归脾丸、养心汤等补养心血；表现为视物模糊、眩晕、耳鸣、面色淡者，为肝血虚证，可用四物汤以养肝血；表现为消化不良、腹胀、四肢倦怠者，为脾气虚证，可用四君子汤、补中益气汤等健脾益气；表现为气短、乏力、声低懒言、久咳、吐白稀痰者，为肺气虚证，可用参蛤散以补肺气；梦遗、盗汗、小便赤涩、午后潮热、五心烦热者，为肾阴虚证，可用六味地黄丸、左归丸等滋阴补肾；出现勃起功能障碍、滑精、静卧少言、夜尿频、小便清白而长等症，为肾阳虚证，可用右归丸、肾气丸等温补肾阳。

临床应用补法时也有三点注意事项：一是补法有平补、大补、重补、峻补四种，要根据患者的体质和病情选择适当强度的补法；二是调理脾胃，以促进补药吸收；三是同时有表证或外邪者不可使用补法，以免"闭门留寇"，使邪气留于体内。

➡➡ 消法

消法是通过消坚散结、消积导滞、驱虫等方法，使血、痰、食、水、虫等有形之邪消散的一种治法。有代表性的具体治法与方药，如消食导滞——主要用于宿食停滞、消化不良引起的不欲饮食、脘腹胀满、嗳腐吞酸、呕吐和泄泻，常用山楂、神曲、谷麦芽、鸡内金等药物，或保和丸、枳实消痞丸等方；消疳化积——适用于小儿面黄肌瘦、毛发憔悴、大便酸臭等，可用消疳理脾汤。另外，针对部分临床多见的癥瘕积聚，如肝癌、胰腺癌、胃癌、子宫肌瘤、子宫囊肿等腹部良、恶性肿瘤，可采用行气化痰、化瘀通络、软坚散结等治法，常用鳖甲煎丸、桂枝茯苓丸等方药，也属消法的具体运用。

▶▶ 良药苦口利于病

在我国辽阔的大地和海域之中，分布着种类繁多的天然物质资源，古人通过不断的实践，慢慢意识到部分物质资源能够起到各自不同的治疗效果，于是将其当作药材，形成了最初的中药。不难发现，中药和腧穴有着类似的起源，足见中医学对经验的重视与依赖。

中药是在中医理论指导下应用的药物，其来源包括植物、动物和矿物，其中以植物药比例最高，使用也最普遍，所以自古以来多称中药为"本草"。如明代著名医药学家、博物学家李时珍所著的《本草纲目》一书，载药1 892 种，植物药共计 1 095 种，占全部药物总数的 58%。中药主要分为中药材（中草药和中药饮片）和中药制剂，后者又包括传统的临床制剂（丸、散、膏、丹、汤等）、中成药和供配伍用的中药配方颗粒等。几千年来，中华民族以中药为防治疾病的重要武器，保障了人民健康，促进了民族繁衍。

很多人不愿意选择汤药（用水煎服的中药）等中药制剂来治病，并不是不信任中医，而是实在接受不了中药的苦味。我们在"朴素辩证的医学科学"一节中简述中医药的起源时，提到过的神农尝百草的故事和能够辨识有毒苦味植物的 TAS2R16 基因的研究表明：我们会觉得中药太苦，会有"良药苦口利于病"的说法，与我们祖先所经历过的自然选择，以及中药以植物药居多这两点密不可分。

当经验积累到一定程度时，就会由量变引起质变。古代医家经过长期的医疗实践后，终于概括、归纳出了一套认知药物的方法，如从四气五味和升降浮沉的角度来认识药物的各种性质，并以阴阳、五行、精气、经络等学说，以及治则治法等医学理论为基础，建立起中药的用药规律，称之为药性理论。从古代的众多医籍与文献资料可以明显看出，在此过程中，饮食、军事等方面的生活经验对方药的相关理论产生了很大的影响。因此，本节我们将通过探讨以下四对关系，来了解中医学有关处方用药的知识：一是中药与食物的关系；二是中药炮制法和烹饪的关系；三是用药和用兵的关系；四是煎药和烹饪的关系。

➡➡ 药食同源

对"药食同源"的一般解释是，食物即药物，二者并没有严格的界限。如隋朝时期的中医学著作《黄帝内经太素》中说，"空腹食之为食物，患者食之为药物"，就明确地体现出药食同源的观点。在远古时代的生活实践中，许多食物可以入药，而许多药物也可以食用，且二者都来源于天然的物质资源，药食同源这一观念由此形成。

随着中医药的发展，虽药食渐渐分化，但也有一些食

中医学治疗疾病的原则与方法

物因为良好的临床疗效，始终被中医用作药材，或者说，有一些中药因为药效较为平和，至今还保留着食物的身份。比如，山药、龙眼肉、山楂、乌梅、百合、枸杞子、杏仁、花椒、莲子、桑葚、薄荷、菊花、蜂蜜等，它们既是中药，被历代中医学家广泛用于处方之中，又是人们餐桌上的常客。

药食同源给中国人带来了源远流长的食疗文化，即通过饮食来调理身体、强壮体魄。如《千金要方》中的"为医者，当须先洞晓病源，知其所犯，以食治之，食疗不愈，然后命药"，体现出中医学中食疗优先的主张。《本草纲目》收录了可供食疗使用的 300 余种谷物、蔬菜、水果类药物和 400 余种动物类药物。人们常用的食疗法如绿豆汤解暑、枸杞子泡水改善肝肾阴虚等，早已融入日常生活之中，甚至成为一种生活方式的代表。从另一个角度来看，食疗文化也使药食同源更加深入人心。

药物和食物还可以互相搭配，组成药膳。作为中医学与烹饪相结合的产物，药膳是以药物和食物为原料，经过烹饪而成的一种具有一定治疗作用的食物。由元朝饮膳太医（专管皇帝及其家族的饮食与食补等事宜的官员）忽思慧编著的《饮膳正要》，是中国最早的营养学专著。这本书强调应注重饮食卫生和营养摄取以预防疾病，并详细记载了服用药食的禁忌及食物中毒的表现。书中还记载了很多药膳食谱，如能够治疗咳嗽、胸满、喘急的桃仁粥，用桃仁三两去皮尖煮粥；可治疗肾虚、瘦弱的黑牛髓煎，用黑牛髓半斤、生地黄汁半斤、白沙蜜半斤共熬为膏。药膳"寓医于食"，既富有营养价值，又具备预防养生、强身健体的作用。可供选择的现代药膳更是不胜枚举，足以满足各类型人群的需求，也因此受到了人们的普遍喜爱。

有人认为既然药食同源，那么中药应该也和食物一样，可以随意服用。这种观点并不可取，俗话说"是药三分毒"，尽管中药和食物间有着千丝万缕的联系，但绝不等于中药没有一点毒性。对于中药制剂的运用，必须在医生的指导下进行，并从正规途径获取。也有人抓住中药的不良反应报告不放，认为喝中药会对人的健康造成巨大的危害，这种观点也不可取。据国家药品监督管理局发布的《国家药品不良反应监测年度报告（2021年）》，在临床发生的不良反应中，化学药品占 82.0%、中药占13.0%、生物制品占 2.0%，无法分类占 3.0%。药品的不良反应中，中药的占比并不高。中国中医科学院院长、中国工程院院士黄璐琦表示，近年来中药的安全性提升

中医学治疗疾病的原则与方法

明显，在总体报告数量上升的前提下，在中药行业产值迅猛增长、临床用药占比不断扩大的情况下，整体不良反应占比却在下降。我国对中药安全性的研究多年来从未停歇，始终在为中医药行业的健康发展和人民群众的用药安全保驾护航。

➡️➡️ 源于烹饪的中药炮制法

炮制，古时又称炮炙、修事或修治，是指药物在应用或制成各种剂型前，进行的必要的加工处理过程。既然药食同源，中药的炮制法自然也源于更早出现的食物加工方法，即烹饪。《诗经》述及食用兔肉："有兔斯首，炮之燔之……有兔斯首，燔之炙之。""燔"即用火，"炮"是把肉连皮毛一起烤，"炙"是在火上烤生肉，"炮"与"炙"都是古人惯用的肉食烹饪法。我国最早的中药炮制学专著名为《雷公炮炙论》，古代医家将"炮"与"炙"二字并称来概括药材的加工，可见中药炮制法确实在很大程度上取自食物烹饪技术。中药材大多是纯天然的物质，因此不少药材必须按照其不同的性质经过不同的炮制处理，才能符合临床用药的需要，有些药材还要加以适当的辅料，并注意炮制的技术或火候，这都与人们对饮食物的要求及烹饪的方法相近。

中药的炮制方法主要有修治、水制、火制和水火共制四种。

✣✣ 修治

修治又包括纯净、粉碎和切制药材三步,分别源于清洗、捣碎和切块或切片、切丝、切丁、切末等食材处理方法。

（1）纯净药材

纯净药材指借助工具,用手工或机械的方法,如挑、筛、簸、刷、刮等,去掉泥土或杂质、非药用部分及药效不一致的部分,使药材清洁纯净。如挑出合欢花中的枝、叶,刷去枇杷叶、石苇叶背面的绒毛,刮除厚朴、肉桂的粗皮等。

（2）粉碎药材

粉碎药材指采用捣、碾、磨、挫等方法,使药材粉碎,以符合下一步炮制的要求。如牡蛎、龙骨捣碎以便于煎煮,川贝母研磨成粉末状以便于吞服等。

（3）切制药材

切制药材指采用切、铡等方法,把药材切成一定的形状,如片状、段状、丝状、块状等,使药材的有效成分易于

中医学治疗疾病的原则与方法

析出，既有利于后续炮制，也有利于储藏和称量。根据药材的性质和治疗的需要，切片又分很多规格，如天麻宜切薄片，泽泻、白术宜切厚片，黄芪、鸡血藤宜切斜片，白芍、甘草宜切圆片，桑白皮、枇杷叶宜切丝，白茅根、麻黄宜切段，茯苓、葛根宜切块等。

❖❖ 水制

人们利用水进一步洁净食材、去除异味的方法，反映在中药的炮制中则为用水或其他辅料处理药材，称为水制法。漂洗法是较为常见的水制法，即将药材置于水中，并反复换水，以去掉盐分、腥味及毒性成分的方法。海藻含有大量海盐，烹饪前若不洗去盐分，则会导致菜肴苦咸难以入口；海藻入药时也要做这样的处理，如《伤寒论》在牡蛎泽泻散方中的海藻后标注了"洗去咸"。同样地，蜀漆因气味腥臭，张仲景嘱"洗去腥"，以免患者难以下咽。至于毒性成分的去除，《金匮玉函经》中明确陈述："凡半夏不㕮咀，以汤洗十数度，令水清滑尽，洗不熟有毒也。"汤即热水，半夏有毒性，使用之前必须用热水反复泡洗，将滑涎洗去，直到水液清澈为止。

❖❖ 火制

火制法即将药材经火加热处理，根据加热的温度、时间和具体操作的不同,可分为炒、炙、煅、煨等。法家经典著作《韩非子》载:"民食果蓏蚌蛤,腥臊恶臭而伤害腹胃,民多疾病。有圣人作,钻燧取火以化腥臊。"这两句话是在说,古人在懂得用火后,饮食结构发生了变化,他们将生的食物原料加工成熟食品,降低了胃肠疾病的发病率。最原始的烹饪熟食的方式,应是将食材直接投入火中,或是埋入火堆的余烬中闷熟。这种方法虽因火候难以掌握,待炊具发明后已较少被人们使用,但为煅法与煨法的出现埋下了伏笔。

炒法又分炒黄、炒焦、炒炭三种程度;用液体辅料拌炒药材,使辅料渗入其内,以改变药性、增强疗效或减少副作用的方法称为炙法;煅法是将药材用猛火直接或间接煅烧,使质地松脆,易于粉碎的方法;将药物用湿面或湿纸包裹置于热火灰中,或现代用吸油纸与药材隔层分开进行加热的方法称为煨法。上述四种常见的火制法均与我们熟悉的烹饪方法十分接近。

❖❖ 水火共制

煮法、炖法和蒸法是常见的水火共制法,来自水火共用的烹饪技艺。煮法是将食材及其他配料放置在锅中,加入适量的汤汁或清水,用武火煮沸后,再用文火煮熟,适用于体小、质软的原料。炖法也可以算作煮法的一种，不同之处在于其所需的闷煮时间较长，水量也较多。而相较于煮法与炖法，蒸法由于渗入食材的水分较少，保留了更多的原形原味。

将烹饪方法运用于炮制法中，药材的煮法便是将其与水或辅料共同加热。如用醋煮芫花、生姜水或明矾水煮半夏可以减低芫花和半夏的毒性，用酒煮黄芩则可增强黄芩清肺热的功效。炖药材的方法也是煮药材的变法，将药材置于钢罐或搪瓷器皿中，再加入特定的液体辅料，盖严后放入水锅中炖，如炖制熟地黄及黄精等。蒸法是利用水蒸气或附加成分将药材蒸熟的加工方法，又分清蒸与加辅料蒸两种，前者如清蒸玄参、桑螵蛸等，后者如酒蒸山茱萸、大黄等。

古代医家还通过食物认识了中药的生熟异用规律，他们基于药物和食物的同源性认为，食物在烹饪前后有什么变化，药物在炮制前后也会产生类似的变化。食用生食会引发腹泻下利等疾患，损害胃肠，而食用熟食则可充饥，营养全身。这种现象极为常见，古人由此类比出中药"生泻熟补"的规律，即中药生用时多具有泻下或泻火等作用，熟用时则多具有补益作用。如药性理论中，生地黄性味寒凉，具有清热凉血的功效，熟地黄则性味甘温，具有养血滋阴、填精益髓等功效；生甘草性味甘凉，具有清热泻火解毒的功效，炙甘草则性味甘温，具有温补元气的功效。

➡ ➡ 制方用药

随着药物知识的逐步累积和医疗经验的不断增加，古代医家自然会开始注重药物的选择、配合和调剂，因此逐渐形成了方剂，即由一种或多种药物组成的治病的药方。早期的方剂多为单方，或仅由二三味药物组成。将两种或两种以上的药物组成复方，以提高疗效、减轻不良反应，这无疑是中医药学发展过程中的巨大进步。

制方用药的基础理论同样出自《黄帝内经》。中医学强调"法随证立"和"以法统方"，《黄帝内经》总结的大量治法无一不是指导后世组方的理论基础。书中还提出了"君臣佐使"的组方原则——"主病之谓君，佐君之谓臣，应臣之谓使"，成为后世方剂配伍组成的基本原则。通俗来说，方剂中君、臣、佐、使的角色分配，主要是以药物在方中所起作用的主次地位为依据的。"君"指方剂中针对主证或主病起主要治疗作用的药物，药味一般较少，而每味药的用量一般较大；"臣"指辅助君药治疗主证，或主要治疗兼证的药物；"佐"指配合君、臣药治疗兼证，或抑制其毒性，或起反佐作用的药物（性味与君、臣药不一致的药物，能使方药被顺利吸收）；"使"指引导诸药到达病变部位，或调和诸药的药物。一方之中，君药必不可少，臣、佐、使三药则可酌情配比或删除。以治疗伤寒表证的麻黄汤为例，麻黄发汗解表为君药，桂枝助麻黄发汗解表为臣药，杏仁助麻黄平喘为佐药，甘草调和诸药为使药。

与五脏六腑之官相同，君、臣、佐、使也是古代政治制度中的官职称谓，体现出政治对中医方药理论的影响。这一组方理论可以提供组成方剂的框架，并解释方剂内部的关系，是古代医家对制方思路的隐喻性表达。中医学中还有诸如"用药如用兵""煎药如烹饪"等隐喻，接下来将分别展开介绍。

❖❖ 用药如用兵

中国古代，战乱频发，战争的记忆深深地印刻在人们的心里。在"不治已病治未病"一节中，我们曾引用过古代医家将疾病与战乱、治病与治乱并列的原文。在此之上，医籍中也不乏将用药与用兵并列，即与"用药如用兵"有关的认识与发挥，可见历代中医学家常常借用军事话语来表达治病用药之道。

明代医家方有执在《伤寒论条辨》中说："问用药，曰用药如用兵。兵非可玩之器，文修武备，盛世长策，无事而动，不惟徒取费耗，殆将启衅招尤，事不容已，兵兴师出，我既为师，彼则为敌，大敌在前，必察其情。虚实真伪，得其情而可以无疑矣。毋骄兵以轻敌，毋慢兵以失机，顺天时，因地利，率人和，承物宜，旗严明，士卒用命，有定谋，有成算，整行阵，饬奇正，然后战胜攻取可必。"这段话意在用出兵打仗的道理来解释用药之义，指出了不能滥用药物；用药前应详查病情；用药应谨慎，但也不能延误病情；用药要讲究因时、因地、因人制宜；重视道地药材（指产地适宜、品种优良、疗效突出的药材）的使用；严格遵循制方原则等道理。

又有清代医籍《医方集解》提出："古人立方，分两多而药味寡，譬如劲兵，专走一路，则足以破垒擒王矣。后世无前人之朗识，分两减而药味渐多，譬犹广设攻围，以庶几于一遇也。然品类太繁，攻治必杂，能无宜于此而不宜于彼者乎。"汪昂用集中兵力来类比集中药力，认为一个方子只有药味少、药量大，才能"专攻"一病或一证，以取得显著疗效，这一点在经方（指汉代以前经典医籍里的方剂，以张仲景的方剂为代表）及其临床的应用中体现得尤为明显。反之，如果放弃"药简力专"的组方思路，转而追求面面俱到的"围攻"，则很容易使方药流于驳杂，难以起效。

❖❖ 煎药如烹饪

　　煎药即煎煮药物，是将炮制后的药物加水煎煮取汁的过程，经煎煮法加工而成的汤剂是最常见的中药剂型。清代医家唐宗海在《伤寒论浅注补正》中说："煎药之法，最宜深讲，药之效不效，全在乎此。夫烹饪禽鱼羊豕，失其调度，尚能损人，况药专以之治病而可不讲乎？"连烹饪时出现差错，都会伤害食用者的身体，更何况是煎药呢？提示我们对煎药不能掉以轻心。

　　前文分析了中药的炮制如烹饪，其实煎药也是从烹饪移植而来的。如煮法应用于煎药，见于《黄帝内经》中半夏汤的煎服法："饮以半夏汤一剂，阴阳已通，其卧立至……取其清五升，煮之，炊以苇薪火，沸置秫米一升，治半夏五合，徐炊，令竭为一升半，去其滓，饮汁一小杯，日三稍益，以知为度。"清楚地交代了用水量、药量、最后煮完的水煎液量，还有先以武火煮沸，后用文火熬煮的过程，与烹饪中的煮法如出一辙——如果将半夏换成食材，上面的煎服法便可看作食谱。《伤寒论》所载大陷胸汤的方后注语也记录了煎煮步骤："以水六升，先煮大黄取二升，去滓，纳芒硝，煮一两沸，纳甘遂末。"这里还涉及了放入药物的先后顺序，想来离不开烹饪时按序放入食材的启发。

常见的特殊煎煮方法有先煎、后煎、包煎和另煎。先煎是为了延长药物的煎煮时间，多用于煎煮毒性较大或质地较坚硬、有效成分不易析出的药物，如制附子、生龙骨等；而一些气味芳香、久煎易失效的药物则必须后煎，如薄荷、藿香等；包煎即把饮片（药材经炮制而成的中药，可直接用于临床）装在纱布袋中，扎紧袋口后，再与其他药物共同煎煮，适用于毛多或质轻、体积小的药物，如旋覆花、蒲黄等；另煎即单独煎煮，多适用于比较贵重的药物，如人参。

▶▶ 针灸与推拿

　　针灸与推拿是中医学重要的物理疗法，因二者都依托经络和腧穴来施治，所以常被人们同时提及。针灸是针法和灸法的合称，和服用中药相比，针灸治疗具有疗效快、简单、便宜的优点。针法即在中医理论指导下，把针具（通常指毫针）按照一定的角度刺入患者体内，运用捻转（以拇指和中、食二指持住针柄，进行一前一后的来回旋转捻动）与提插（持针进行上提下插）等手法来刺激人体的特定部位（腧穴），从而达到治疗疾病的目的。灸法是用灸炷或灸草在体表穴位上烧灼、熏熨，以预防和治疗疾病的方法，灸炷或灸草的材质以艾（菊科、蒿属植物）最为常见，故灸法又称艾灸。

针灸是联合国教科文组织认定的非物质文化遗产，但针灸的疗效却遭到一些人质疑。21世纪初，有研究认为由于针灸实验安慰剂设定困难，多半的假针灸组（安慰剂组）的设计存在问题，造成难以明确区分疗效与安慰剂效应，因此针灸有效果的研究结论可能是安慰剂效应、不完全双盲实验或发表偏倚的结果。然而临床上，针灸起效的例子数不胜数。因效果好，在规范的操作下又不会产生副作用，许多疼痛类疾病如关节痛、腰痛等，或神经系统疾病，如脑卒中、面神经麻痹等患者都会选择针灸。2020年，美国医疗保险和医疗补助服务中心（CMS）决定为患有慢性腰痛的医保患者提供针灸治疗，以此来对抗阿片类药物的滥用危机，这也是对针灸有效性与安全性的有力佐证。

其实前面在介绍经络学说时所提到的问题，都与针灸疗法息息相关，在经络的实质与针灸起效的机制被揭开之前，我们应该对针灸治疗疾病保持一种积极开放的态度。

推拿又称按摩，以中医理论为基础，在体表的经络、穴位上用推、拿、提、捏、揉等手法进行治疗。现代的推拿还会考虑现代医学的解剖和病理诊断。推拿和针灸一样,经济简便,是深受人们喜爱的养生和辅助治疗措施。对健康人来说,推拿能疏通经络,调和气血,增强免疫力;对患者来说,推拿可以加速局部症状的消退,有助于恢复患部的功能,尤其对于慢性病和功能性疾病能够起到较好的缓解作用。

中医学的传承与创新

> 夫事贵师古者,非以古人之规矩、准绳限我也。惟藉以瀹我性灵,益我神智。迨至性灵神智洋溢活泼,又贵举古人之规矩、准绳而扩充之,变化之,引伸触长之,使古人可作,应叹为后生可畏。
>
> ——张锡纯

医学这门学科带有很强的经验属性,现代临床医学之父威廉·奥斯勒曾说:"行医,是一种以科学为基础的艺术。"科学的部分有规律可循,艺术的部分则要靠医生的个人经验与好恶来掌控。伴随五千年的文明,中医学兼容并蓄,形成了独特的生命观、健康观、疾病观和防治观,也为我们留下了丰富的医学经验。不消说,传承是中医学发展的根基。

中医学能够历经沧桑而生生不息，一个重要的因素就是杰出中医人才的存在。因此传承好中医学，不仅要广泛收集、整理古今文献中的治法方药或医案医话，更要把教育、培养中医事业人才摆在首要位置，如此方能将优秀中医人才的诊疗经验与学术思想薪火相传，造就一代代青出于蓝而胜于蓝的中医学家。

生命力在创新中勃发，中医学一路走来，吸收了各个时代的科学技术与文化内涵，继承、发扬了历史沉淀，让中医学欣欣向荣，与时俱进是每个中医人的使命。如今的中医学家们守正创新，致力于通过跨学科的交流与融合，来实现中医药的创造性转化与创新性发展，如与现代生物学、信息学等学科技术开展跨界合作。

与中医现代化有关的内容我们会在本章的最后一节介绍，下面让我们先从中医教育的历史谈起，来看看中医学的人才培养之路。

▶▶ **中医教育的发展历程**

中医教育主要有师承教育、学校教育和自学三种模

中
医
学
的
传
承
与
创
新

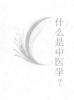

式。师承教育即学生自己拜师，跟随一位或几位老师学习医术的方式，是古代最主要的教育模式。学校教育则在现代中医药院校陆续成立后，逐渐代替师承教育成为中医学教育体系的主体。

唐代文学家韩愈在《师说》一文中说"古之学者必有师"，古代医家同样多有师承，后世的众多医学流派，也多有明确的师学渊源。中医师承教育具有跟师临床、口授心传、理论与实际密切结合等特征。医学前辈言传身教，将理论与经验传授给学生，学生在抄方随诊时学习老师的思维方法、用药习惯和临证体会，并在学习的过程中慢慢产生自己的心得体会，继而在实践中进一步运用、发展老师的医学思想。

家传是师承教育的特殊形式。古有"医不三世，不服其药"的说法，说明世代相传的医家更容易获得患者的信任。世代以医药为业者的优势是，孩子在行医的环境里耳濡目染，能够从小就培养起兴趣并进行知识的积累。家传医学的局限性则在于，为了生存和利益，人们往往对自家的经验或秘方闭口不谈，彼此之间缺乏有益的沟通交流，在很大程度上阻碍了医学的进步。

公元 624 年,世界上最早的正规医药学校唐代太医署成立,开创了中医教育的新局面。太医署兼具医疗与医学教育的职能,为中医的传承与发展做出了巨大的贡献,后来古代的医学校多以其为模板建造。太医署共有师生 300 余人,设有医学和药学二部,医学部下设医科、针科、按摩科和咒禁科四科。医科的人数最多,又分体疗(内科)、疮肿(外科)、少小(儿科)、耳目口齿(五官科)、角法(外治法)五类。在当时的长安城中,还有一所归太医署管辖的药园,这也是现今的中医药高等院校都要设置百草园的开端。据我国现存最早的行政法典《唐六典》记载:"药园师以时种莳、收采诸药。京师置药园一所,择良田三顷,取庶人十六已上、二十已下充药园生,业成,补药园师。"药园师的职责包括种植、移栽、采集各种中草药,培养药园生,以及教其他科的学生认药、辨药等。药园生学成并通过考核后,则可成为药园师。太医署还在全国各个盛产中草药的地方安排了采药师,负责收集药材送回长安,以丰富药园的药物种类。

除师承和学校教育外,古代还有部分医家凭借着自身的兴趣和努力而自学成才。其中一类是博学多识的知识分子,拥有较深的文史功底与文化素养,也有良好的学习能力和条件,他们或是单纯兴趣使然,或是仕途受阻后抱着"不为良相，当为良医"的志向投身医学。这类医家通常被后人称为"儒医"，代表人物有我们前面提到的药王孙思邈，金元四大家中的朱丹溪，明清著名医家俞嘉言、王清任等。还有一类是因自身或家人饱受疾病困扰，愤而转攻医学者，代表人物如针灸鼻祖皇甫谧、温病大家吴鞠通等。

中医学的人才培养真正形成规模是在中华人民共和国成立后。1956 年，我国成立了首批 4 所高等中医药院校，即北京中医学院、上海中医学院、广州中医学院和成都中医学院。此后，各地的高等或中等中医药院校也相继成立。截至 2019 年，全国共有 25 所本科层次与 9 所专科层次的中医药高校，另有 60 余所高等院校开设了中医学本科专业。中医教育已形成高等教育、职业技术教育、成人教育并举，中专、大专、本科、硕博研究生、博士后等多层次、多规格的教育结构。

现代中医教育经过 60 多年的建设，取得了较好的成绩，体系日趋完善，人才储备充足，足以推动中医药事业全面发展。中医学人不曾故步自封，一直在完善中医学的教育方式，从围绕"双一流"建设、创新人才培养体制、优化中医药专业结构、夯实传统文化功底、强化实践能力、加强师资队伍建设、建立健全质量保障体系、扩大国际影响力和推进中医药信息化建设等方面深化中医药高等教育的综合改革,不断提高人才培养质量,为建设健康中国提供坚实的人才保障。

▶▶ 中医学类专业设置与主要课程

《普通高等学校本科专业目录(2020 年版)》显示,专业代码为 1005 的中医学类隶属于医学学科门类,其下又设置了 100501K 中医学、100502K 针灸推拿学、100503K 藏医学、100504K 蒙医学、100505K 维医学、100506K 壮医学、100507K 哈医学、100508TK 傣医学、100509TK 回医学、100510TK 中医康复学、100511TK 中医养生学、100512TK 中医儿科学、100513TK 中医骨伤科学 13 个专业,基本修业年限均为 5 年,包括长学制的本科阶段。

北京中医药大学长期走在长学制教育的前沿。2011年,学校开办了九年制中医学专业(岐黄国医班),现更名为中医学(领军人才培养计划),由 5 年本科基础课程学习阶段和 4 年博士研究生学习阶段组成,致力于培养掌握坚实的中医学与现代医学知识,具备多元的交叉学科知识,能够从事中医临床或科研工作的新时代复合型中医学领军人才。为了加快中医药教育创新发展,适应世

中医学的传承与创新

界医学发展的新要求,北京中医药大学还自 2020 年起招
收九年制中西医临床医学(华佗班)专业,旨在汇通中西
医,使二者优势互补,促进中医思维与现代医学技术的融
合,以实现高水平的临床创新。近年来,天津中医药大
学、广州中医药大学、南京中医药大学、成都中医药大学
等也都陆续增设了九年制的本博连读中医学专业。

2020 年,中国中医科学院与上海中医药大学开设九
年联合培养的中医学"屠呦呦班"。上海中医药大学负责
学生本科阶段的教学和管理,中国中医科学院负责学生
研究生阶段的教学和管理,共同培养具备"胸怀祖国、敢
于担当,团结协作、传承创新,情系苍生、淡泊名利,增强
自信、勇攀高峰"暨"青蒿素精神"的中医拔尖创新人才。
上海中医药大学还设置了中医学("5＋3"一体化)、中医
学("5＋3"一体化针灸推拿英语方向)、中医学(五年制)、
针灸推拿学、中西医临床医学、预防医学、康复治疗学等
中医学方向的专业。其中,中医学("5＋3"一体化)专业
与华东师范大学联合培养,以强化学生的多学科视野,实
现 5 年本科和 3 年临床医学专业硕士研究生的一体化培
养;中医学("5＋3"一体化针灸推拿英语方向)专业与上
海交通大学联合培养,旨在培养具有扎实的针灸推拿学
基础理论知识和诊疗技能,良好的英语沟通能力和自主

学习能力,并能运用专业外语较好地进行国际交流的高层次外向型复合型中医学(针灸推拿学)人才。

中医学专业的基础课程:医古文、英语、中医基础理论、中医诊断学、中药学、方剂学、《内经》选读、《伤寒论》选读、《金匮要略》选读、温病学、中医内科学、中医外科学、中医妇科学、中医儿科学、针灸学、人体解剖学、组织学与胚胎学、生理学、生物化学、病理学、药理学、检体诊断学、实验诊断学、影像诊断学、西医内科学、西医外科学等。可见中医学专业学生不仅要学习中医知识,也要熟悉现代医学的基本内容。

▶▶ 历久弥新的中医学

此前,我们已从各个方面了解了中医学的悠久历史,但中医学不只有辉煌的过去,还有灿烂的现在。接下来我们不妨将目光从历史长河中移开,转向最近几年、十几年或几十年间中医学的变化和贡献。

2015 年,诺贝尔生理学或医学奖得主屠呦呦在瑞典卡罗琳斯卡学院做了题为《青蒿素的发现 中国传统医学献给世界的礼物》的演讲。她详细介绍了"从在中国已有两千多年沿用历史的中药青蒿中发掘出青蒿素"的艰

中医学的传承与创新

辛过程，并提出是"学科交叉为研究发现成功提供了准备"。1959—1962年，毕业于北京医学院（今北京大学医学部）的屠呦呦参加了卫生部全国第三期西医离职学习中医研究班，系统地学习了中医药知识。在1969年接受了研发抗疟中药的任务后，屠呦呦又通过收集整理历代中医药典籍，走访名老中医，调阅大量民间方药等途径汇集了包括植物、动物、矿物在内的2 000余种内服、外用的方药，并编写了以640种中药为主的《疟疾单验方集》。"正是这些信息的收集和解析铸就了青蒿素发现的基础，也是中药新药研究有别于一般植物药研发的地方。"在面临研究困境时，屠呦呦又一次从中医古籍中找到了灵感，将提取方法从高温提取改为低沸点溶剂提取。

在演讲的最后，屠呦呦引用了毛泽东主席在1958年做出的重要批示："中国医药学是一个伟大的宝库，应当努力发掘，加以提高。"她说："通过抗疟药青蒿素的研究经历，深感中西医药各有所长，二者有机结合，优势互补，当具有更大的开发潜力和良好的发展前景。……中医药从神农尝百草开始，在几千年的发展中积累了大量临床经验，对于自然资源的药用价值已经有所整理归纳，通过继承发扬，发掘提高，一定会有所发现，有所创新，从而造福人类。"中医学历久弥新，在现代医学与技术迅猛发展的今天依然熠熠生辉,而拯救了上百万人生命的青蒿素,就是对中医药和中医现代化研究价值的绝佳证明。

➡➡ 中医药现代化研究

中医药现代化发展如火如荼,据科技部发布的《"中医药现代化研究"重点专项2021年度项目申报指南》规定,这一专项的总体目标是:突出中医药的优势特色,继承与创新相结合,充分利用现代科技,加强中医原创理论创新及中医药的现代传承研究,加快中医四诊客观化、中医"治未病"、中药材生态种植、中药复方精准用药等关键技术突破,制定一批中医药防治重大疾病和疑难疾病的临床方案,开发一批中医药健康产品,提升中医药国际科技合作层次,加快中医药服务的现代提升和中医药大健康产业的发展。这些目标也是当前中医现代化研究的主要趋势。

比如,受现代医学范式的影响,许多学者在中医四诊客观化方面做了大量的工作。四诊客观化指在中医传统诊断理论的基础上,运用现代的技术和方法,使四诊搜集到的疾病信息规范化、数量化、科学化,是中医诊断现代化的重要步骤。计量辨证、电子计算机辨证论治、舌色仪、舌活体显微镜观察、舌血流测量仪、脉象仪及脉图分

中医学的传承与创新

析等均属于中医四诊客观化的研究成果。传统中医诊疗总是由医生凭主观记忆和经验来决策，而中医现代化诊疗技术则可通过舌诊仪的图像和脉诊仪的波形，将舌脉信息的宏观和微观数据同时记录下来。从事这类研究的学者认为，有精确的数据作为医生的诊断依据，可以突破时间和空间的局限，实现更为精确的诊疗。

2021 年 6 月 17 日 9 时 22 分，神舟十二号载人飞船成功发射，空间站里的中医四诊仪随后开始启用，这是四诊仪首次运用在中国空间站上。失重、辐射、昼夜节律改变、振动噪声、密闭环境……在航天飞行过程中，特殊的环境可能带来各种健康问题，如航天运动病、心血管功能失调、骨质疏松、肌肉萎缩等。而四诊仪是对在轨健康监测评估技术体系的丰富和完善，通过望、闻、问、切等手段获取航天员的身体信息，再由地面的医监医保人员分析判断，可以更好地保障航天员的在轨生活。太空中医四诊仪起源于 2010 年由俄罗斯国家科学院航天生物医学研究所组织的"火星-500"（MARS 500）国际大型实验。中国航天员中心医监医保研究室主任李勇枝回忆说："520 天里我们采集了 37 次四诊数据，得出的基于中医信息的健康状态评价结果和其他健康监测数据所反映的健康情况基本吻合，表明中医四诊仪能够客观反映志愿者的整体健康状态。"这次实验结果得到了国际同行的高度认可，为后续推进中医四诊仪列装空间站奠定了基础。

在北京冬奥会的"10 秒"中医药体验馆中，中医四诊体质监测仪再次登场。这个由北京中医药大学张晓晴教授团队与上海道生医疗科技公司联合开发的智能中医机器人，是基于名老中医数据的中医 AI 系统，它能够模拟名老中医的临床诊疗思维，智能分析人体五脏六腑的状态，给出个体化的中医健康管理方案建议，帮助来访者借助客观化、数字化、可视化的中医影像了解自己的身体状态。现场的来访者们都倍感新奇，对中医的智能化创新有了全新的认知。

又如张伯礼和王永炎院士等提出的"组分中药"，开辟了方剂研究的新路径。组分中药的研究思路是运用植物化学和现代分析技术，研究清楚中药材的组分（混合物中的各个成分），并设计合适的工艺技术提取出有效组分，然后按照中医理论配方组成候选新药，还可利用现代生物技术，得出中药新药作用于人体的细胞组学、蛋白组学和基因组学。组分中药为诠释中医学的科学内涵、创新中药研发和传统制药的技术升级提供了理论指导和技术支撑。

中医学的传承与创新

如今,中药先进制药与信息化技术融合示范研究已经得到国家"重大新药创制"专项的支持,现代中药制药将信息技术、自动化技术和智能制造技术与传统中药制药技术相融合,搭建数字化中药制造技术平台,进行全程质量控制,构建符合国际规范的中药生产质量标准体系。如张伯礼院士所说,药品批次间的一致性是评价药品生产质量的关键,中药质量的提升必须实现生产技术及装备的革新,而与信息技术领域相融合,将会起到事半功倍的作用。

➡➡ 疫情中的亮眼表现

中医药抗疫已经有近 3 000 年的历史,仅有文字记载的疫情从先秦两汉至今便有 500 余次,在实践中产生了众多的治法方药,这些经验在抗击新冠疫情中再一次派上了用场。武汉江夏方舱医院是首个中医方舱医院,自 2020 年 2 月 14 日开舱至 3 月 10 日正式休舱,共收治轻症新冠肺炎患者 564 人,无一例转为重症,且实现医护人员零感染,中医的疗效得到明显体现。这里的每名患者都要服用汤药,因人数众多,疫情规律也已基本清楚,所以主要采取集体治疗的方式,针对有病情变化和特殊情况的患者,再采取辨证论治。除中成药外,江夏方舱医院还专门配备了配方颗粒调剂车，可以随时取药应用。每天上午9点，医护人员都会组织患者打八段锦、太极拳等，既可增加患者的运动量，又能调节患者的心理状态，有利于疾病的康复。

面对新冠肺炎疫情肆虐全球的大考，中医药无疑交出了一份令人满意的答卷。以张伯礼、黄璐琦、仝小林3位院士为代表的中医人，从古典医籍中挖掘理论，在传统方剂中寻找灵感，用现代科技攻关突破，创造性、高效率地筛选出清肺排毒汤、化湿败毒方、宣肺败毒方和金花清感颗粒、连花清瘟胶囊、血必净注射液"三药三方"。国务院新闻办公室2020年6月发布的《抗击新冠肺炎疫情的中国行动》白皮书指出，以"三药三方"为代表的针对不同类型新冠肺炎的中成药和方药，临床疗效确切，有效降低了发病率、转重率、病亡率，促进了核酸转阴，提高了治愈率，加快了恢复期康复。中医药参与救治确诊病例的占比达到92%。湖北省确诊病例中医药使用率和总有效率超过90%。

在2021年3月举行的中医药与抗击新冠肺炎疫情国际合作论坛上，国务院副总理孙春兰发表了视频致辞。孙春兰指出，中医药是中华民族的瑰宝，在这次抗击新冠

中医学的传承与创新

肺炎疫情中，中医药全程深度参与，与西医药一起形成了中国特色的八版诊疗方案，成功推出"三药三方"等一批有效中药，疗效得到实践检验。

中医药的出色表现彰显出我国卫生健康事业的显著优势，也坚定了人们传承创新中医药的信心与决心。

学好中医学能做什么

医之为道大矣，医之为任重矣。

——喻昌

    2017 年，《中华人民共和国中医药法》出台，明确指出国家大力发展中医药事业，实行中西医并重的方针，鼓励中西医相互学习、相互补充、协调发展，发挥各自优势，促进中西医结合。可以说，中医药事业正处于蓬勃发展阶段。根据《2020 年我国卫生健康事业发展统计公报》，截至 2020 年末，全国共有中医类医疗卫生机构 72 355 个，中医类医疗卫生机构床位 132.4 万张。99.0%的社区卫生服务中心、90.6%的社区卫生服务站、98.0%的乡镇卫生院和 74.5%的村卫生室都能提供中医药服务。2017 年 12 月，《中医诊所备案管理暂行办法》及其配套文件出台实施，让符合条件的中医医师在开设中医诊所时告别了烦琐的审批,此后,备案中医诊所便如雨后春笋般出现,2017年、2018年和2019年底的数量分别为35 290家、38 882家和43 802家,至2020年底已达48 289家。上述医疗机构为中医学专业的毕业生提供了大量的工作岗位。整体来看,中医学专业的毕业生大多走向临床岗位,也有部分毕业生走向科研、教学等岗位。

▶▶ **本科生毕业去向**

以北京中医药大学中医学院为例,2021年本科毕业生中,有20人选择直接就业,129人选择升学。据学校调查,中医学专业本科毕业生对目前工作的总体满意度达到100％,他们的职业分布主要集中在专业技术人员、办事人员和有关人员、社会生产服务和生活服务人员这三种类型。在专业认同度方面,中医学专业本科毕业生对本专业的喜爱程度达到了96.08％,96.73％的毕业生表示愿意从事与本专业相关的工作。

北京中医药大学的中医学专业本科毕业生多会选择继续攻读硕士或博士学位,以国内升学为主,生源去向最多的前五所高校分别是:北京中医药大学、中国中医科学院、上海中医药大学、中国医学科学院(北京协和医学院)和首都医科大学。随着中医药在海外受到越来越多的重视，一些国家对中医人才的需求也大大增加，出国留学或就业也成为中医学专业本科毕业生的一个选择。

进入医院等医疗机构成为一名医师是中医学专业本科毕业生最对口的工作，但由于医学教育的特殊性，城市中的公立医院一般都要求硕士及以上学历，不仅中医学专业，很多临床医学专业的本科毕业生也难以入职这些单位。不过，近几年我国的农村、社区医疗事业逐渐壮大，中医学专业本科毕业生可以在一些社区、街道医院或基层医疗单位找到工作。此外，线上医疗咨询与服务工作也正火热，中医学专业本科毕业生可在一些涉及医疗的投资管理公司、电子科技公司等从事网上医疗服务咨询工作。

▶▶ 悬壶济世

悬壶济世的说法出自《后汉书》："市中有老翁卖药，悬一壶于肆头，及市罢，辄跳入壶中，市人莫之见，唯长房于楼上睹之，异焉。……长房遂欲求道，随从入深山，翁抚之曰子可教也，遂可医疗众疾。"类似的传说故事还见于晋代医药学家葛洪所著的《神仙传》中，其大意与《后汉书》所载相近：汉代的某年夏天，河南一带因瘟疫死了许多人。直到一位老翁开了一家中药店，门前挂了一个药

学好中医学能做什么

葫芦，里面装的是专治这种瘟疫的药丸，而喝了这位"壶翁"药的人全都被治好了。费长房看见老翁在人群散去后便跳入壶中，大感震撼，于是前去拜访。老翁邀他同入壶中，费长房从此随其学道，老翁尽授其"悬壶济世"之术。此即后人称行医为"悬壶"的来源，悬挂着的葫芦也逐渐成为行医、卖药的招幌，以及中医的标志。

对于大多数医学生来说，能用自己的医术悬壶济世、治病救人肯定是初心和首要选择。具有高等学校中医学专业本科以上学历的学生，毕业后在医疗、保健机构中试用期满一年者，即可参加中医执业医师资格考试。在拿到中医执业医师资格证后，即可合法开展中医临床诊疗工作。

随着中医药的持续普及，选择中医治病的人数也越来越多。2017 年，全国中医类医疗卫生机构总诊疗人次达 10.2 亿。2020 年，这一数字则攀升到了 11.6 亿。建设省级中医康复示范中心、推动县级中医医院在县域内牵头组建紧密型医疗卫生共同体、加强社区卫生服务中心和乡镇卫生院中医馆建设……一系列正在落实的举措仍在不断优化资源配置、完善中医药服务体系，在给人们寻医问药提供更多方便的同时，也给中医学专业毕业生创造了更加多样化的就业机会。

▶▶ 科研学术

中医学专业研究生存在专业型学位和学术型学位的不同,中医学专业毕业生也有上临床与做科研的不同。专业型研究生在校期间主要在所报考的医院进行科室轮转,以提高临床能力为主要目标,将来主要的就业方向为临床医师;学术型研究生则以培养科研能力为主,主要的就业方向为科研和学术类工作。专业型与学术型研究生之间没有不可逾越的鸿沟,前者也可以做科学研究,后者也能在考取中医执业医师资格证后成为一名中医医师。

中医现代化所取得的成果,要归功于从事科研学术工作的中医人,其重要性和意义不言而喻。而从学术论文的数量来看,中医科研也具备很好的发展前景。有学者统计,SCIE 收录的首篇中医药院校论文是 1975 年由上海中医药大学发表于 *Scientia Sinica*（《中国科学》）,题为"Acupuncture Develops in Struggle Between the Confucian Thinking and Legalist Thinking"（《儒家思想和法家思想斗争中针灸的发展》）的文章。2006 年起,中医药院校的论文发表数量呈快速增长趋势,仅 2011 年就发表了上千篇 SCIE 论文。

2022 年,北京中医药大学循证医学中心团队在针灸临床研究方法学和卫生经济学领域取得重大进展，成果发表在国际医学领域顶级期刊 *BMJ*（《英国医学杂志》）上，是名为"Acupuncture：How to Improve the Evidence Base"（《针灸：如何促进证据基础》）五篇系列文章中的两篇。第一篇文章由循证医学中心刘建平教授和费宇彤研究员领衔，汇集加拿大麦克马斯特大学、美国弗吉尼亚中医药大学等学校的著名循证医学专家和针灸专家。文章经过多轮反复论证和达成共识之后形成，分析了以随机对照试验方法进行针灸临床疗效评价所面临的挑战。另一篇由中国药科大学李洪超副教授和循证医学中心金雪晶教授为共同第一作者，汇集了来自中国药科大学、复旦大学、中国中医科学院、加拿大麦克马斯特大学、瑞士苏黎世大学、美国塔夫茨医疗中心、RAND 公司的相关学者的观点。文章综述了现有的针灸卫生经济评价证据，并提出了相关建议。

各地的高等中医院校、中医研究所与中医院都设有科研岗位，中医科研人员与其他国内外大学或科研机构人员的交流已成为一种趋势，为有志于科研的中医学专业学生搭建了更大的舞台。优秀的科研成果常常诞生于合作之中，中医学期待更多人才的加入。

参考文献

[1] 黄帝内经素问[M].田代华,整理.北京:人民卫生出版社,2005.

[2] 德威特.世界观:现代人必须要懂的科学哲学和科学史[M].孙天,译.北京:机械工业出版社,2018.

[3] 人民卫生出版社.灵枢经[M].北京:人民卫生出版社,2012.

[4] 论语·大学·中庸[M].陈晓芬,徐儒宗,译注.北京:中华书局,2015.

[5] 凌耀星.难经校注[M].北京:人民卫生出版社,1991.

[6] 老子.道德经[M].张景,张松辉,译注.北京:中华书局,2021.

[7] 莱考夫. 女人、火与危险事物:范畴显示的心智[M]. 李葆嘉,章婷,邱雪玫,译. 北京:世界图书出版公司北京公司,2016.

[8] 莱考夫,约翰逊. 我们赖以生存的隐喻[M]. 何文忠,译. 杭州:浙江大学出版社,2011.

[9] 司马迁. 史记[M]. 文天,译注. 北京:中华书局,2016.

[10] 库恩. 科学革命的结构:第 4 版[M]. 金吾伦,胡新和,译. 2 版. 北京:北京大学出版社,2012.

[11] 张仲景. 伤寒论[M]. 钱超尘,郝万山,整理. 北京:人民卫生出版社,2005.

后　记

　　授课时讲中医，看病时用中医，但当有人问我"什么是中医学"时，我却陷入无尽的沉思。粗略地说，清朝以前的医生，或许不会有如此的困惑，也鲜有人会提出这般的问题。或有好事者问之，回答也不过是"医者意也""医者治病工也"。清朝以前，人们不会纠结于中医、西医之名，明、清两代人眼中的西方医学，不过是"蛮夷之术"。

　　既然叫中医，就一定要和中国有关，而且必然有鲜明的特色，以彰显与他国医学的不同。中医与西医相较，外在的表现是诊疗手段与方法的不同，内在的本质是医学理论的差异。中华民国期间，"德先生"与"赛先生"在华受到欢迎，中国传统医药学亦受冲击。"废止旧医""废医存药"之声甚嚣尘上，由此引发了中医界轰轰烈烈的"救亡运动"，开启了持续百年之久的中西医论争。然中医学是否科学，完全取决于如何定义科学以及如何认识科学与医学的关系。但无论如何，人们应当承认中医学与西医学是两种医学体系，遵循不同的范式。

中医人的社会地位，因其"上以疗君亲之疾，下以救贫贱之厄，中以保身长全，以养其生"的职业特点，世间传颂"不为良相，便为良医"的佳话。中医绝非人人能学，《灵枢经》论医术的传授是"得其人乃传，非其人勿言"。药王孙思邈亦称"学者必须博极医源，精勤不倦""先发大慈恻隐之心，誓愿普救含灵之苦"。清代医学家叶天士临终时曾告诫子孙：医可为而不可为，必天资敏悟，读万卷书，而后可借术以济世。不然，鲜有不杀人者，是以药饵为刀刃也！吾死，子孙慎勿轻言医。

医学是一个神圣的职业，学医的人需要天资聪颖、心地善良、精勤不倦。如果你已经具备以上必要条件，学习中医将是一个不错的选择。

贾春华　李湛

2022 年 5 月，于北京中医药大学

"走进大学"丛书书目

什么是地质? 殷长春 吉林大学地球探测科学与技术学院教授（作序）

曾 勇 中国矿业大学资源与地球科学学院教授

首届国家级普通高校教学名师

刘志新 中国矿业大学资源与地球科学学院副院长、教授

什么是物理学? 孙 平 山东师范大学物理与电子科学学院教授

李 健 山东师范大学物理与电子科学学院教授

什么是化学? 陶胜洋 大连理工大学化工学院副院长、教授

王玉超 大连理工大学化工学院副教授

张利静 大连理工大学化工学院副教授

什么是数学? 梁 进 同济大学数学科学学院教授

什么是大气科学? 黄建平 中国科学院院士

国家杰出青年基金获得者

刘玉芝 兰州大学大气科学学院教授

张国龙 兰州大学西部生态安全协同创新中心工程师

什么是生物科学? 赵 帅 广西大学亚热带农业生物资源保护与利用国家重点

实验室副研究员

赵心清 上海交通大学微生物代谢国家重点实验室教授

冯家勋 广西大学亚热带农业生物资源保护与利用国家重点

实验室二级教授

什么是地理学? 段玉山 华东师范大学地理科学学院教授

张佳琦 华东师范大学地理科学学院讲师

什么是机械? 邓宗全 中国工程院院士

哈尔滨工业大学机电工程学院教授（作序）

王德伦 大连理工大学机械工程学院教授

全国机械原理教学研究会理事长

什么是材料? 赵 杰 大连理工大学材料科学与工程学院教授

什么是自动化？ 王　伟　　大连理工大学控制科学与工程学院教授
　　　　　　　　　国家杰出青年科学基金获得者（主审）
　　　　　王宏伟　大连理工大学控制科学与工程学院教授
　　　　　王　东　大连理工大学控制科学与工程学院教授
　　　　　夏　浩　大连理工大学控制科学与工程学院院长、教授
什么是计算机？ 嵩　天　北京理工大学网络空间安全学院副院长、教授
什么是土木工程？
　　　　　李宏男　大连理工大学土木工程学院教授
　　　　　　　　　国家杰出青年科学基金获得者
什么是水利？　张　弛　大连理工大学建设工程学部部长、教授
　　　　　　　　　国家杰出青年科学基金获得者
什么是化学工程？
　　　　　贺高红　大连理工大学化工学院教授
　　　　　　　　　国家杰出青年科学基金获得者
　　　　　李祥村　大连理工大学化工学院副教授
什么是矿业？　万志军　中国矿业大学矿业工程学院副院长、教授
　　　　　　　　　入选教育部"新世纪优秀人才支持计划"
什么是纺织？　伏广伟　中国纺织工程学会理事长（作序）
　　　　　郑来久　大连工业大学纺织与材料工程学院二级教授
什么是轻工？　石　碧　中国工程院院士
　　　　　　　　　四川大学轻纺与食品学院教授（作序）
　　　　　平清伟　大连工业大学轻工与化学工程学院教授
什么是交通运输？
　　　　　赵胜川　大连理工大学交通运输学院教授
　　　　　　　　　日本东京大学工学部 Fellow
什么是海洋工程？
　　　　　柳淑学　大连理工大学水利工程学院研究员
　　　　　　　　　入选教育部"新世纪优秀人才支持计划"
　　　　　李金宣　大连理工大学水利工程学院副教授
什么是航空航天？
　　　　　万志强　北京航空航天大学航空科学与工程学院副院长、教授
　　　　　杨　超　北京航空航天大学航空科学与工程学院教授
　　　　　　　　　入选教育部"新世纪优秀人才支持计划"
什么是食品科学与工程？
　　　　　朱蓓薇　中国工程院院士
　　　　　　　　　大连工业大学食品学院教授

什么是生物医学工程？

万遂人　东南大学生物科学与医学工程学院教授
　　　　中国生物医学工程学会副理事长（作序）

邱天爽　大连理工大学生物医学工程学院教授

刘　蓉　大连理工大学生物医学工程学院副教授

齐莉萍　大连理工大学生物医学工程学院副教授

什么是建筑？　齐　康　中国科学院院士
　　　　东南大学建筑研究所所长、教授（作序）

唐　建　大连理工大学建筑与艺术学院院长、教授

什么是生物工程？贾凌云　大连理工大学生物工程学院院长、教授
　　　　入选教育部"新世纪优秀人才支持计划"

袁文杰　大连理工大学生物工程学院副院长、副教授

什么是哲学？　林德宏　南京大学哲学系教授
　　　　南京大学人文社会科学荣誉资深教授

刘　鹏　南京大学哲学系副主任、副教授

什么是经济学？原毅军　大连理工大学经济管理学院教授

什么是社会学？张建明　中国人民大学党委原常务副书记、教授（作序）

陈劲松　中国人民大学社会与人口学院教授

仲婧然　中国人民大学社会与人口学院博士研究生

陈含章　中国人民大学社会与人口学院硕士研究生

什么是民族学？南文渊　大连民族大学东北少数民族研究院教授

什么是公安学？靳高风　中国人民公安大学犯罪学学院院长、教授

李姝音　中国人民公安大学犯罪学学院副教授

什么是法学？　陈柏峰　中南财经政法大学法学院院长、教授
　　　　第九届"全国杰出青年法学家"

什么是教育学？孙阳春　大连理工大学高等教育研究院教授

林　杰　大连理工大学高等教育研究院副教授

什么是体育学？于素梅　中国教育科学研究院体卫艺教育研究所副所长、研究员

王昌友　怀化学院体育与健康学院副教授

什么是心理学？李　焰　清华大学学生心理发展指导中心主任、教授（主审）

于　晶　曾任辽宁师范大学教育学院教授

什么是中国语言文学？

赵小琪　广东培正学院人文学院特聘教授
　　　　武汉大学文学院教授

谭元亨　华南理工大学新闻与传播学院二级教授

什么是历史学？张耕华　华东师范大学历史学系教授